2013年11月27日习近平同志在山东考察工作时亲切寄语“阳光大姐”：

家政服务大有可为，要坚持诚信为本，提高职业化水平，做到与人方便、自己方便。

据新华社济南2013年11月28日电

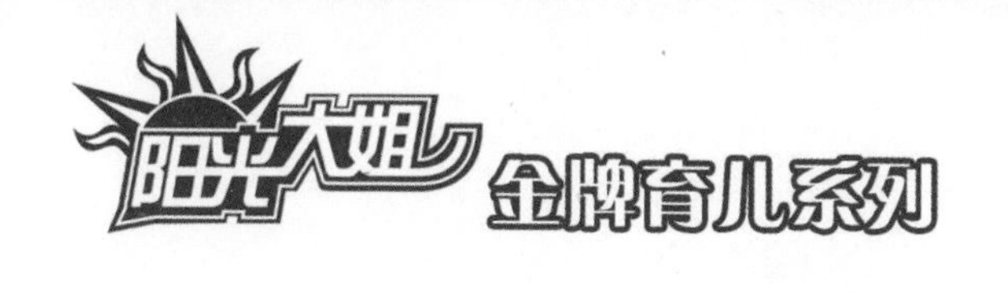

婴幼儿抚触和被动操

主　编：卓长立　　　刘东春 /口述
　　　　姚　建　　　张蓓蓓 /执笔

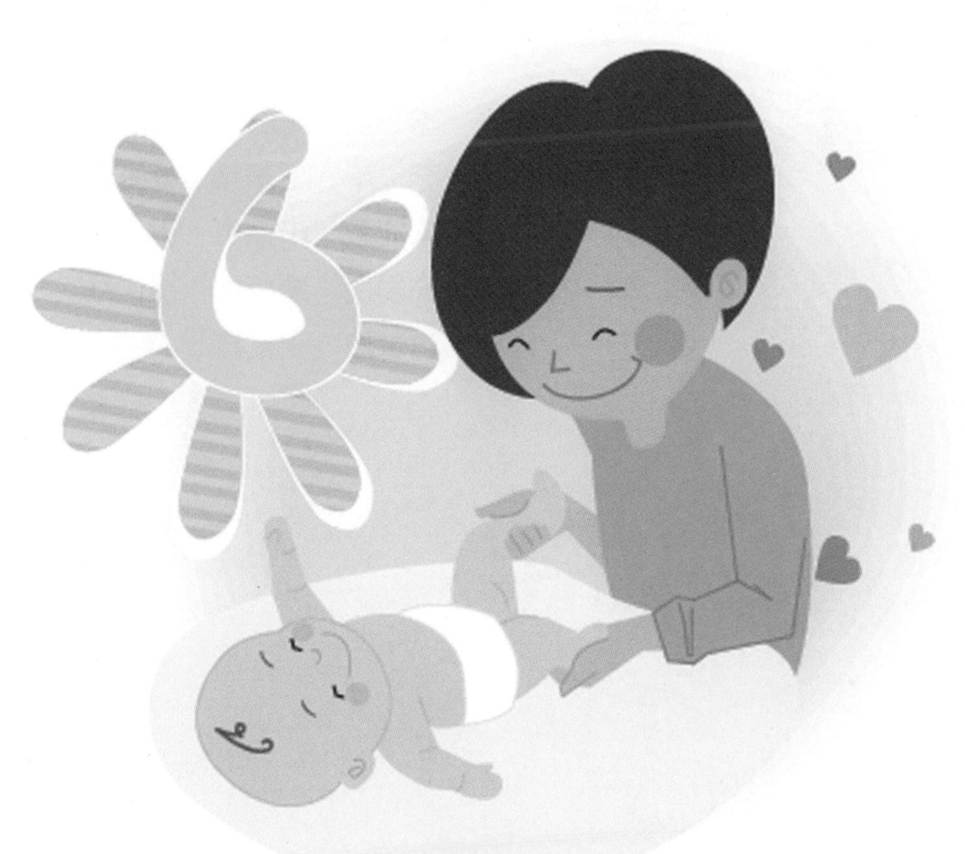

山东教育出版社
·济南·

指导单位：中华全国妇女联合会发展部
山东省妇女联合会
支持单位：全国家政服务标准化技术委员会
济南市妇女联合会

主　　编：卓长立　姚　建
副 主 编：高玉芝　陈　平　王　莹
参加编写人员：
王　霞　刘桂香　李　燕　时召萍　周兰琴
聂　娇　亓向霞　李　华　刘东春　苏宝菊
马济萍　段　美　朱业云　申传惠　王　静
王　蓉　李　晶　高爱民　秦英秋　吕仁红
邹　卫　王桂玲　肖洪玲　王爱玲

总 序

这是一套汇聚了济南“阳光大姐”创办十多年来数千位优秀金牌月嫂集体智慧的丛书；这是一套挖掘“阳光大姐”金牌月嫂亲身经历过的成千上万个真实案例、集可读性和理论性于一体的丛书；这是一套从实践中来、到实践中去，经得起时间检验的丛书；这是一套关心新手妈妈的情感、生理、心理等需求，既可以帮助她们缓解面对新生命时的紧张情绪，又能帮助她们解决实际问题的充满人文关怀的丛书。

《阳光大姐金牌育儿》丛书出版历经一年多的时间，从框架搭建到章节安排，从案例梳理到细节描绘，都是一遍遍核实，一点点修改……之所以这样用心，是因为我们知道，这套丛书肩负着习近平总书记对家政服务业“诚信”和“职业化”发展重要指示的嘱托。

时间回溯到2013年11月27日，正在山东考察工作的习近平总书记来到济南市农民工综合服务中心。在济南“阳光大姐”的招聘现场，面对一群笑容灿烂、热情有加的工作人员和求职者，总书记亲切地鼓励她们：家政服务大有可为，要坚持诚信为本，提高职业化水平，做到与人方便、自己方便。

习近平总书记的重要指示为家政服务业的发展指明了方向。总结“阳光大姐”创办以来“诚信”和“职业化”发展的实践经验，为全国家政服务业的发展提供借鉴，向广大读者传递正确的育儿理念和育儿知识，正是编撰这套丛书的缘起。

济南阳光大姐服务有限责任公司成立于2001年10月，最初由济南市妇联创办。2004年，为适应社会需求，实行了市场化运作。“阳光大姐”的工作既是一座桥梁，又是一条纽带：一方面为求职人员提供教育培训、就业安置、权益维护等服务；另一方面为社会家庭提供养老、育婴、家务等系列家政服务，解决家务劳动社会化问题。公司成立至今，已累计培训家政服务人员20.6万人，安置就业136万人次，服务家庭120万户。

在发展过程中，“阳光大姐”兼顾社会效益与经济效益，始终坚持“安置一个人、温暖两个家”的服务宗旨和“责任+爱心”的服务理念。强化培训，推进从业人员的职业化水平，形成了从岗前、岗中到技能、理念培训的阶梯式、系列化培训模式，鼓励家政服务人员终身学习，培养知识型、技能型、服务型家政服务员，5万余人取得职业资格证书，5000余人具备高级技能，16人被评为首席技师、突出贡献技师，成为享受政府津贴的高技能人才，从家政服务员中培养出200多名专业授课教师。目前，“阳光大姐”在全国拥有连锁机构142家，家政服务员规模4万人，服务遍布全国二十多个省份，服务领域涉及母婴生活护理、养老服务、家务服务和医院陪护4大模块、12大门类、31种家政服务项目，并将服务延伸至母婴用品配送、儿童早教、女性健康服务、家政服务标准化示范基地等10个领域。2009年，“阳光大姐”被国家标准委确定为首批国家级服务业标准化示范单位，起草制订了812项企业标准，9项山东省地方标准和4项国家标准；2010年，“阳光大姐”商标被认定为同行业首个“中国驰名商标”；2011年，“阳光大姐”代表中国企业发布首份基于ISO26000国际标准的企业社会责任报告；2012年，“阳光大姐”承担起全国家政服务标准化技术委员会秘书处工作，并被国务院授予“全国就业先进企业”称号；2014年，“阳光大姐”被国家标准委确定为首批11家国家级服务业标准化示范项目之一，始终引领家政行业发展。

《阳光大姐金牌育儿》丛书对阳光大姐占据市场份额最大的月嫂育儿服务进行了细分，共分新生儿护理、产妇产褥期护理、月子餐制作、婴幼儿辅食添加、母乳喂养及哺乳期乳房护理、婴幼儿常见病预防及护理、婴幼儿好习惯养成、婴幼儿抚触及被动操等八册。

针对目前市场上出现的婴幼儿育儿图书良莠混杂，多为简单理论堆砌、可操作性不强等问题，本套丛书通过对“阳光大姐”大量丰富实践和生动案例的深入挖掘和整理，采用“阳光大姐”首席技师级金牌月嫂讲述、有过育儿经验的“妈妈级”专业作者执笔写作、行业专家权威点评“三结合”的形式，面向广大读者传递科学的育儿理念和育儿知识，对规范育儿图书市场和家政行业发展必将起到积极的推进作用。

“阳光大姐”数千位优秀月嫂亲身经历的无数生动故事和案例是本套丛书独有的内容，通过执笔者把阳光大姐在实践中总结出来的诸多“独门秘笈”巧妙地融于故事之中，使可读性和实用性得到了很好的统一，形成了本套丛书最大的特色。

本套丛书配之以大量图片、漫画等，图文并茂、可读性强，还采用“手机扫图观看视频”（AR技术）等最新的出版技术，开创“图书+移动终端”全新出版模式。在印刷上，采用绿色环保认证的印刷技术和材料，符合孕产妇对环保阅读的需求。

我们希望，《阳光大姐金牌育儿》丛书可以成为贯彻落实习近平总书记关于家政服务业发展重要指示精神和全国妇联具体安排部署的一项重要成果；可以成为月嫂从业人员“诚信”和“职业化”道路上必读的一套经典教科书；可以成为在育儿图书市场上深受读者欢迎、社会效益和经济效益双丰收的精品图书。我们愿意为此继续努力！

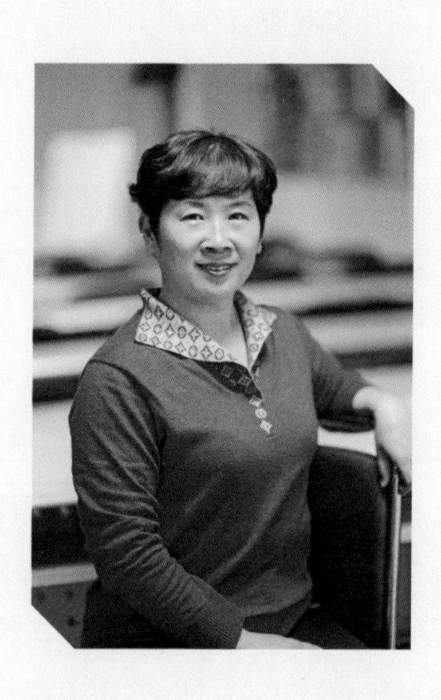

前言：至念道臻，寂感真诚

——刘东春大姐访谈录

初见刘东春大姐，她那和蔼可亲的甜美笑容让人印象极为深刻，就如她的名字一样，给人如沐春风之感。采访刘大姐的过程中，她那始终温柔的话语，慢慢的、细细的声调让我们初次见面的距离感荡然无存，随着接触的增多，我发现刘大姐身上的闪光点太多太多。

再次实现个人价值的恒心

刘东春大姐是“阳光大姐”的月嫂中资历比较老的。2001年下岗以后，刘大姐卖过报纸，摆过地摊，还在商场做过售货员，但都没有找到再次实现个人价值的途径。

2002年2月，她通过应聘进入“阳光大姐”成为职业母婴护理员，至今在“阳光大姐”做月嫂工作已经22年了。这22年间，刘大姐积极地参加公司组织的各种技能培训，认真学习掌握了科学育儿知识，获得了“高级育婴师”“高级营养配餐师”“高级按摩师”等各项专业证书，为服务客户打下了扎实的专业基础。

作为“阳光大姐”一名首席指导师，她利用业余时间给新月嫂授课，帮助她们掌握了育儿护理中新生儿洗澡、抚触的操作技法，为“阳光大姐”服务标准体系和国家标准制订提供了实践案例与经验支持。

刘东春大姐获得的荣誉和奖励不胜枚举：2006年在济南市首届职业技能大赛中荣获保育员工种第一名；多次获得“济南市三八红旗手”“济南市建功立业先进个人”“济南市杰出技术能手”等荣誉称号；2010年被评为“济南市首席技师”，并享受政府津贴；2011年被评为山东省财贸金融系统女职工建功立业标兵；2013年在山东省家庭服务业职业技能大赛中荣获一等奖和优秀个人才艺奖，被授予“山东省家庭服务明星”荣誉称号。

虽然拥有这么多荣誉的光环，但刘大姐从不骄傲和满足，仍然继续保持着谦虚好学的态度并不断完善自我，经她护理过的120多名产妇和婴儿，客户评价全部都是满意。她用自己的优质服务征服了客户，在平凡的岗位上实现了自己的人生价值。

在22年的工作中，刘东春大姐将所学知识与实际经验相结合，摸索出一套行之有效的护理方法，那就是多交流、多沟通。“作为月嫂必须要多说话，全面了解每个产妇和婴儿的实际情况。尽自己最大的努力缩短磨合期，掌握客户家庭每个成员的性格、脾气，通过交流让客户接受自己，让自己在最短的时间里融入家庭。”刘东春大姐如是说。

对产妇不厌其烦的耐心

对待产妇，不管什么情况和问题刘大姐都能不厌其烦地耐心对待。她夜里经常接到年轻母亲打来的电话：“刘大姐，您快过来看看，孩子怎么哄都不管用，哭个不停啊。”每次遇到这种情况，不管多晚，她都会及时赶到客户家中，有时婴儿只是因为一个嗝没打上来，刘大姐轻轻拍上几下就好了。虽然解决问题的过程不到五分钟，刘大姐在路上却得花上一两个小时，对此她没有任何怨言，她说：“这是客户对我的信任，我得对得起这种信任。”

曾经有位产妇生完孩子第三天生理性涨奶，疼得一直在哭，翻来覆去睡不着，当时已是深夜而且还下着大雪，产妇的家人不得已只能给刘大姐打电话。刘大姐毫不犹豫地从床上爬起来，顶着大雪来到医院，一边安抚产妇不要哭，解释这是正常的生理性涨奶；一边给产妇热敷，用专业手法按摩帮产妇疏通。直到凌晨三点多才结束，刘大姐累得手也疼腰也疼，可她毫无怨言。第二天一大早又早早地来上班，产妇和家人感激不已，刘大姐说："这是我们月嫂应该做的，为了让产妇尽快度过这个特殊时期，让宝宝尽快吸上奶，再累我也高兴！"

对小宝宝无微不至的细心

刘大姐对婴儿的照顾细心周到、无微不至。

在给一位小宝宝洗澡时，刘大姐发现她的脖子上有个花生米大小的疙瘩，怀疑是先天性斜颈引起的。考虑到产妇月子里情绪的敏感脆弱，刘大姐没有直接告诉产妇，等到晚上回去以后打电话告诉了孩子的爸爸，建议带孩子去医院查一查。第二天，刘大姐就陪着孩子的爸爸带孩子到了医院，经过医生的细致检查，确定这个疙瘩的确是先天性斜颈引起的胸锁乳突肌凸起，幸亏发现得及时，这个凸起还很软，通过专业的按摩就能让它慢慢恢复正常。如果等到凸起变硬了就麻烦了，不是那么简单就能治疗的了，按摩效果也不大，要等宝宝长大一点再手术解决。经过积极的按摩治疗，宝宝的斜颈很快就痊愈了，家人都非常感激：多亏了刘大姐细心，及时发现，让小宝宝少受罪还能很快恢复正常。

刘大姐还护理过一个早产儿。小宝宝出生时只有3斤9两，一出生就被送进了监护室，15天后出院时4斤重，这么多天只长了1两，耽误了这么久，妈妈也没有多少奶水了，小宝宝只能喝奶粉。刘大姐接手照顾小宝宝时，发现他的身体比较弱，体力跟不上，每次用奶瓶时吸吮吞咽能力都很差，经常发生呛奶，那个难受劲儿小宝宝的妈妈和刘大姐是看在眼里，疼在心里。该怎么办呢？一定要针对这一情况制订特殊的护理方案。

刘大姐思索良久来到药店，买了一根针管，代替奶瓶。一次给宝宝吸上5～10毫升，几乎是一滴一滴地喂到小宝宝的嘴里。由于喂奶时间较长，冲奶的奶瓶保温不好，刘大姐就采取少喂、勤喂、间隔短喂的方式，确保小宝宝能够摄取足够的奶量，同时减少了吐奶和对呼吸的压力。鉴于早产儿尤其需要保温的特殊情况，刘大姐就减少了小宝宝的洗澡次数，改用温水擦拭脖子、腋下、大腿根等皮肤褶皱处。每次换尿布时也是提前把要用的东西都准备好，做到又快又轻柔。经过一个月的精心照料，小宝宝变得白白胖胖了，身体明显结实了，体重长到5斤8两，已经能和正常的宝宝一样用奶瓶喝奶了。产妇家人太开心了，小宝宝的妈妈含着眼泪对小宝宝说："这就是你的刘妈妈！你能长得这么好多亏

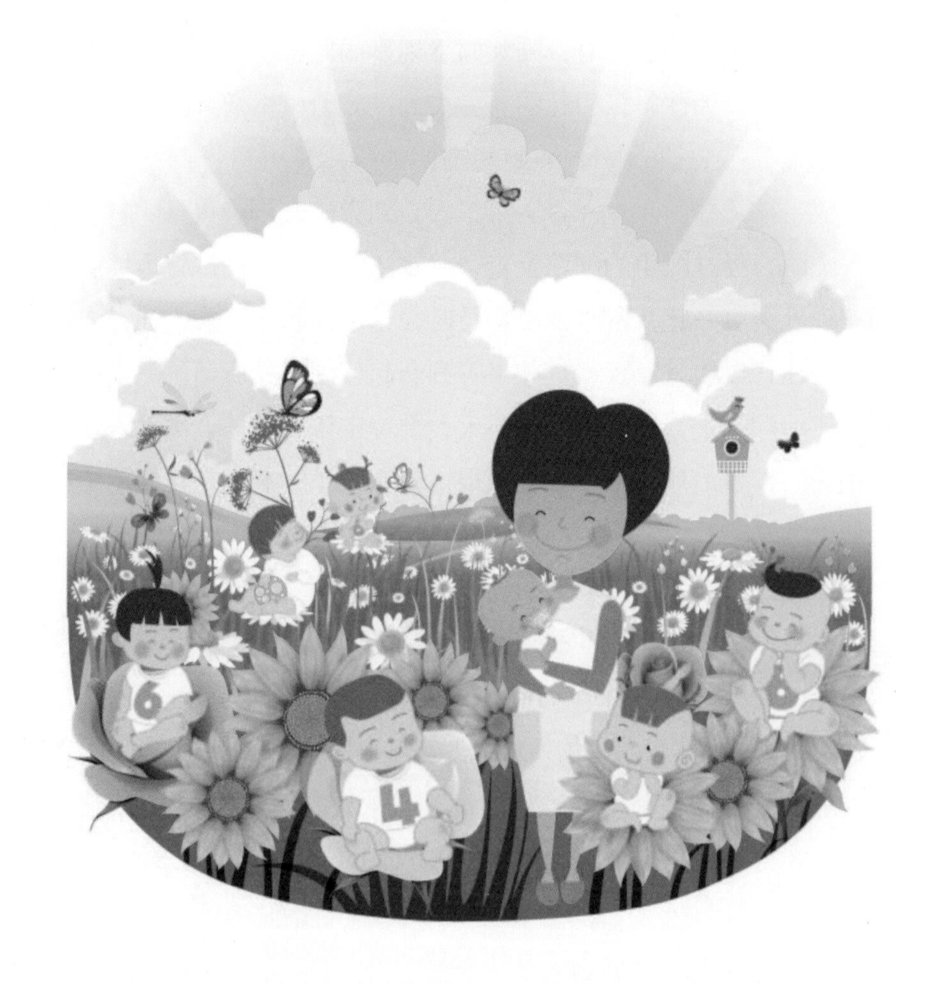

了刘妈妈的悉心照顾！要不是她，爸爸妈妈可该怎么办啊？真舍不得她呀！”听到这些话，感受到产妇一家对自己如此信任，看到小宝宝健康的成长，刘大姐也是由衷地高兴。

刘大姐用自己的实际行动实现了“阳光大姐”“安置一个人，温暖两个家”的目标。刘大姐的微笑、耐心、体贴式服务为她赢来了众多客户的赞誉，他们给“阳光大姐”写来感谢信，送来锦旗，以此来表达对刘大姐的感激之情：“为人正直、热情，服务周到、细心，她的确是一位精明能干的难得的护理人才”；“热心的服务，丰富的经验，恰似阳光春雨滋润人心，感谢‘阳光大姐’培养出如此优秀的月嫂”……

这样一位阳光、真诚、有恒心、有耐心又很细心，让人备感亲切的大姐，谁会不喜欢呢？！

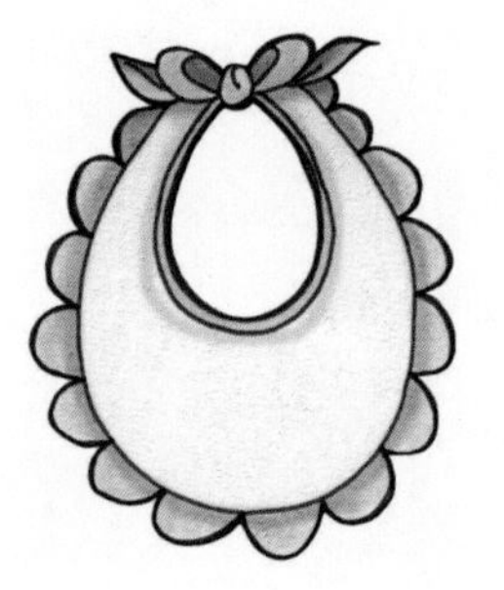

目录 · contents

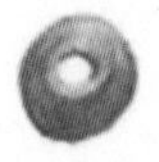

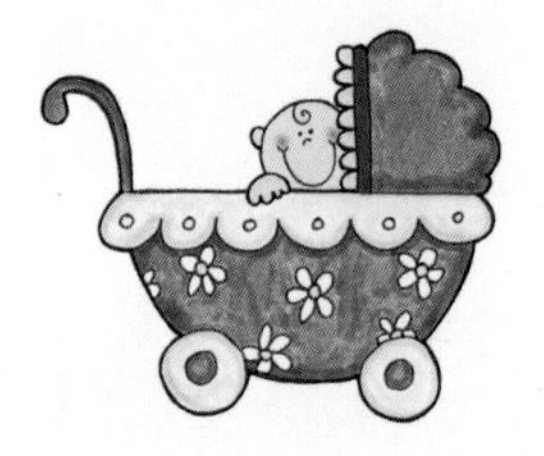

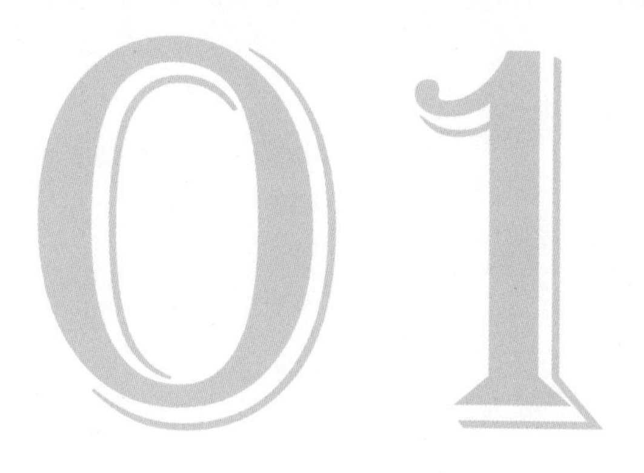

宝宝洗澡篇

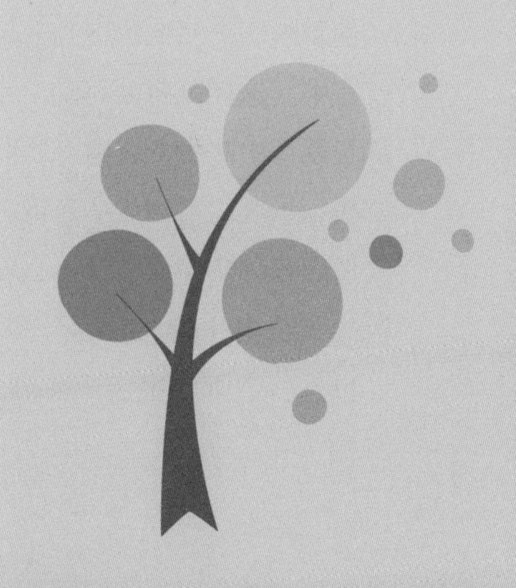

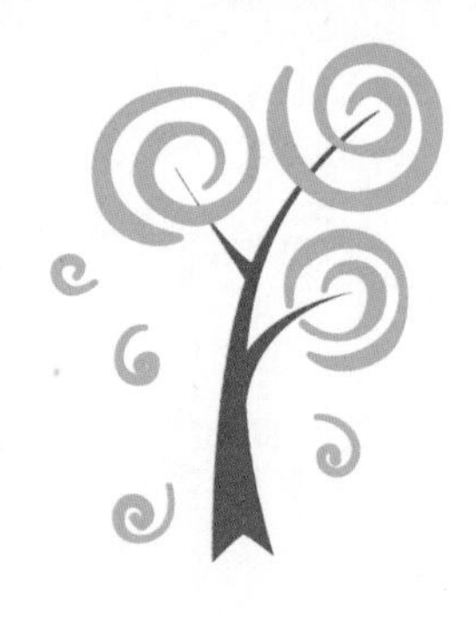

宝宝洗澡好处多多

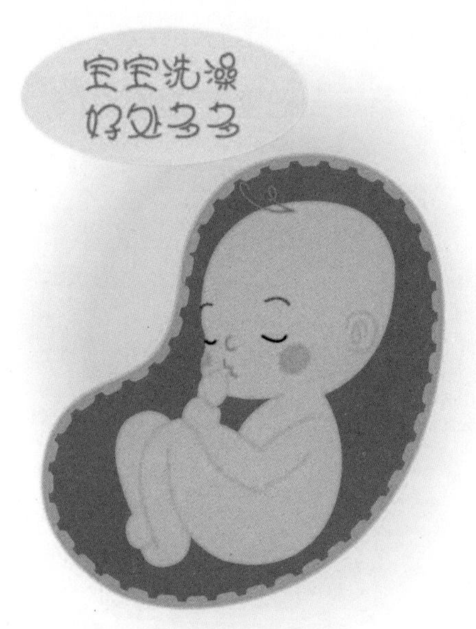

出生前，宝宝在温暖的羊水中～

小宝宝在子宫温暖的羊水中平静安详地生活了10个月，然而“瓜熟蒂落”，分娩终于打破了他们已很适应的生活，经过在妈妈产道的动荡不安的辗转，来到了人世间——一个全新而又嘈杂的陌生地方，身体暴露在很不适应的空气和光线中。这种大的环境变化使他们的内心感到惶恐不安、孤立无援，因此而哭泣，非常渴望身心得到慰藉。这时，如果宝宝又重新回到水中，身体得到充满暖意的触摸，他们的皮肤上分布的众多神经末梢就会兴奋起来，并且立即将兴奋传送到大脑，使神经系统活动旺盛，从而分泌出各种激素，使紧张的情绪很快得到放松，内心也安宁下来，仿佛又回到曾经熟悉的子宫中。这样，将会有助于小宝宝新的生物时钟的建立，并且日渐稳定，生长发育由此步入正轨。同时，这种关爱是让小宝宝在人生的起点就拥有积极、乐观、自信生活态度的一种启蒙，为日后自然而然融入新环境，以及适应各种情绪变化打下心理基础。

刚出生的小宝宝皮肤娇嫩，角质层薄，皮下毛细血管的防御机能也差。由于小宝宝出生后全身皮肤覆盖有一层胎脂，再加上分泌物多，汗液、大小便、灰尘、奶汁及皮肤的酸性排泄物都会刺激宝宝皮肤，导致宝宝颈部、腋下、腹股沟等褶皱处，极易糜烂、破损。一旦皮肤破损，细菌便会乘虚而入，进而引发全身感染而有损健康。因此，清洁皮肤是新生小宝宝护理不可忽视的一件事，而清洁皮肤的最好办法是洗澡。勤洗澡可以清除宝宝身上的污垢，避免堵塞皮脂腺和汗腺而妨碍它们的机能，同时洗掉身上的细菌、病毒，保证皮肤健康。

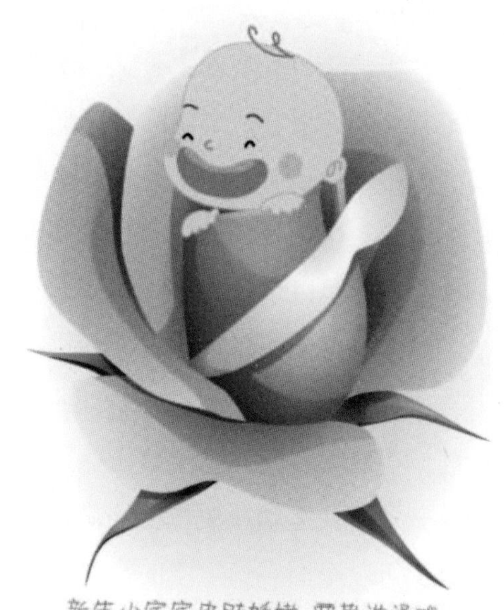
新生小宝宝皮肤娇嫩，要勤洗澡哦～

水的环境最有利于新生小宝宝的发育。水的热传导能力比空气高30倍，能对新生小宝宝体温调节中枢的逐渐成熟起到很大的作用。通过与水的全面接触，能够培养宝宝皮肤的触觉能力和对温度、压力的感知能力，进而增强对环境的适应能力。洗澡中可以通过洗澡水、毛巾、洗浴品等不同性质物品对皮肤的良性刺激，加速宝宝血液循环和新陈代谢，保护上皮细胞，调节机体各系统的活动功能。经常洗澡能使宝宝消除疲劳，增进食欲，有益睡眠，从而提高宝宝的抵抗力，有利于宝

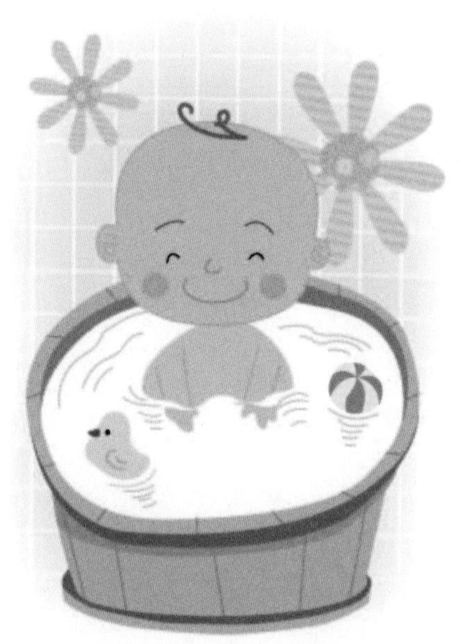
水的环境最有利于新生小宝宝的发育～

宝健康成长。

洗澡是除母乳喂养之外又一次增强母子亲情的好机会。宝宝的身体随着洗澡过程也在运动着，加上妈妈一边给宝宝洗澡，一边用眼神、语言和触摸等与宝宝交流，可以增进母子间的沟通与感情，使宝宝得到快乐和满足，促进心智发育，有利于小宝宝心理、生理的健康发展。可以说，妈妈给宝宝洗澡是最特别的亲子游戏运动。更重要的是，趁洗澡时，可以全面观察宝宝的全身情况，有利于及早发现问题并进行处理。许多疾病都是通过皮疹等皮肤异常表现出来的。

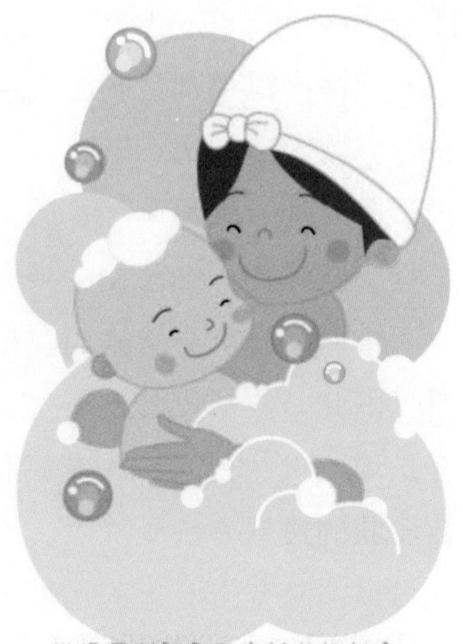
洗澡是增强母子亲情的好机会

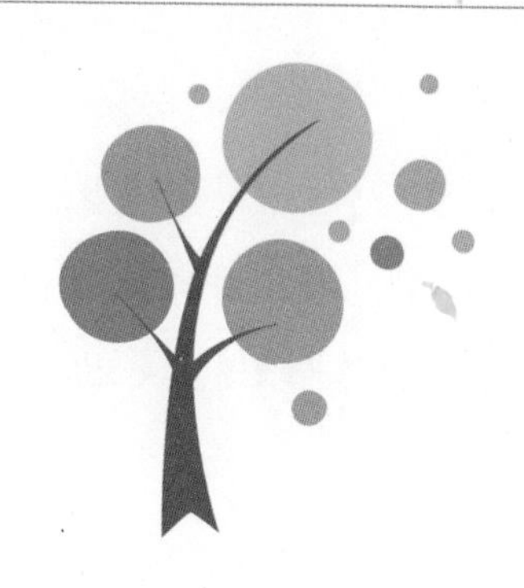

一定要把宝宝洗舒服

洗澡前的准备

1. 选择好洗澡的适宜时间

一般在宝宝喂奶后30分钟至1小时洗澡比较适宜。如果在喂完奶后紧接着就给宝宝洗澡，易导致宝宝溢奶；而如果喂完奶后拖得时间太长，宝宝会因饥饿影响其洗澡的情绪。洗澡时应选择一天温度最高的时间，以中午1点到2点之间最为适宜；即使是在冬天，也要保证室温在26℃～28℃。宝宝的神经中枢还未发育完全，皮下脂肪也比较少，会对冷热特别敏感，因此室温还是高点儿比较好。洗澡前要关闭门窗，室内人员不要来回走动，尽量减少室内空气流动。给宝宝洗澡时一定要注意眼睛、面部不要正对光源，在阳台洗澡的宝宝要注意避开阳光，在浴室洗澡的宝宝要注意避开浴霸的照射。

刘大姐讲故事

宁宁之前很喜欢洗澡，一直很配合地完成，可最近突然排斥洗澡，甚至给她洗洗小手她都会哭起来，她的妈妈很着急，找不到应对办法。跟她的妈妈沟通交流后，我发现这是

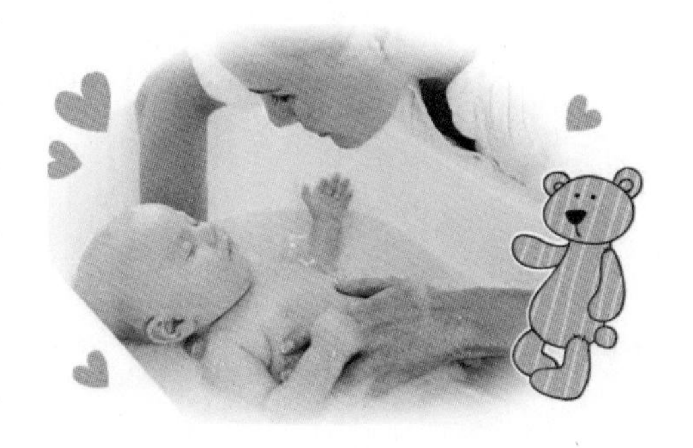

洗澡时间选择不当造成的。孩子的妈妈是位老师，难得放暑假有空闲，白天就带着孩子出门走亲戚去了，回家的时候已经很晚了，宁宁跟着大人出去“疯”了一天，又累又困，就想赶紧躺下来睡觉。可是宁宁妈妈觉得夏天出去一天，身上黏糊糊的汗液会让宝宝睡觉不舒服，就强行把很不情愿的宁宁放在洗澡水里，整个洗澡的过程是在宁宁的哭声中进行的，从那以后只要是让她沾到水她就哭。我就先让宁宁小手接触水，游戏式地玩水。第一次只是小手戏戏水，过两天放进浴盆里再让她的小脚丫玩玩水，柔和的音乐配合夸张指引的话语，让宁宁感到舒服，以后再循序渐进地多加几个洗澡步骤，慢慢改正了宁宁对水的厌恶与偏见，重新喜欢上洗澡。

刘大姐支招

宝宝洗澡时的情绪十分关键，时间把握也很重要。如果宝宝十分困乏，极不情愿，一定要另择时机，千万不要勉强。否则就会使宝宝对洗澡产生抵触反感情绪，越来越不喜欢洗澡，再调整起来就会很费劲了。即使是在炎热的夏天，小宝宝哭闹得厉害不愿洗澡时，最好用温热的毛巾给小宝宝擦拭，不可强迫他洗澡。

专家点评

刘大姐做得非常好、非常专业。洗澡对宝宝非常重要，因为他们新陈代谢快，每天肌肤上都会有薄薄的污垢，加上环境、温度的影响，不仔细清洁，会造成宝宝皮肤疾患。而且洗澡也是对宝宝皮肤温度感觉的训练，同时也使妈妈有机会充分地观察宝宝全身皮肤状况。为宝宝洗澡时，除了环境整洁温馨、温湿度适宜，还要特别注意：

（1）最好不要在宝宝累了、饿了或吃得很饱的时候给他洗澡。

（2）宝宝皮肤对温度很敏感，因此要在温暖的房间给宝宝洗澡，并在浴后立即用浴巾将宝宝包好。

（3）洗澡过程中，妈妈可以面带笑容，用平缓的语调与宝宝交流，使宝宝的情绪平稳；可以用嬉水的方式与宝宝有一些小互动，这样宝宝会喜欢上洗澡的感觉。

2. 准备齐备洗澡需要的物品

浴盆、脸盆各1个，大浴巾、小毛巾各2条，以及预换的包被、衣服、尿布、洗护用品（婴儿沐浴露、洗发露）、脐部消毒物品（0.5%碘伏、75%的酒精、医用棉签）、水温计、室温计、冷水、热水。调节水温时注意先放凉水再放热水，将水温调至38℃～40℃，先用水温计再用手腕内侧或肘关节内侧测试水温，使水温恰到好处。

小宝宝洗澡装备全介绍

婴儿浴盆	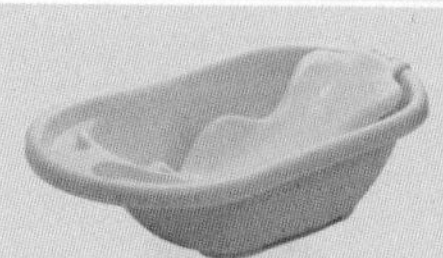	浴棉	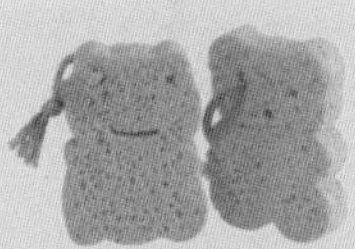
儿童浴巾	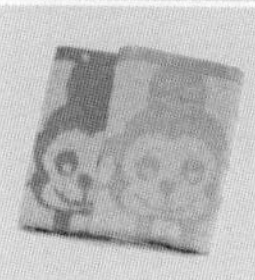	沐浴水勺	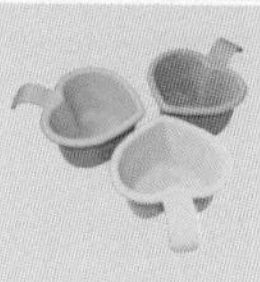
洗澡玩具	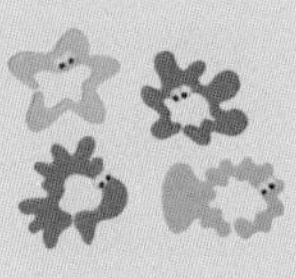	沐浴椅	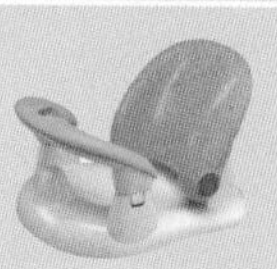
洗澡水温计	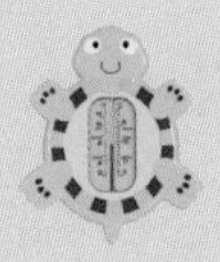	儿童浴帽	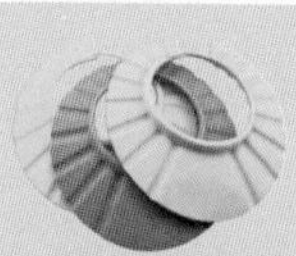
婴幼专用洗浴品	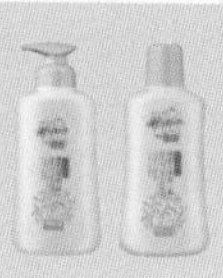	婴儿无泪洗发水	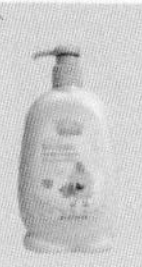

给宝宝洗澡时要注意浴盆的水位和小宝宝在浴盆里的体位。水位过高的情况下，如果抓握婴儿的姿势不熟练，抓握不牢，宝宝会滑入水中发生溺水，也容易造成宝宝耳道进水，引发中耳炎。水位过低，宝宝身体多数露在水外就会着凉。

我们可以将水位定在浴盆的二分之一处（有的浴盆有水位线，正好在1/2处）。宝宝的体位在浴盆里要保持45度，这样就能避免在操作过程发生意外。

12种让小宝宝快乐洗澡的好办法

适合新生儿的游戏

1. 在给新生儿洗澡的时候，舀一些温水轻缓地滴在小宝宝的肚子上面。当你往小宝宝身上泼水的时候，要一直对着宝宝笑，与宝宝说话，如果宝宝看起来似乎还是很紧张，泼水要慢慢来。

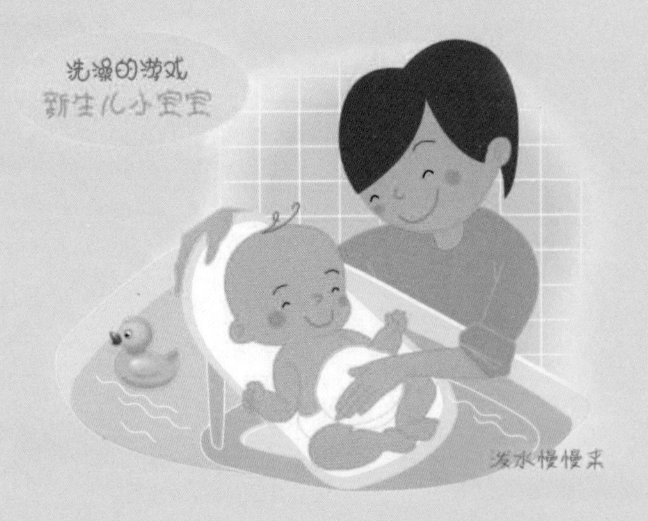

2. 把一些颜色鲜艳的海绵放入盛有水的浴盆中，让宝宝挤压海绵玩。同时让宝宝玩海绵时照照镜子，可以缓解小宝宝的紧张情绪，同时这也是宝宝进行自我认知的一种方式。

照照小镜子

欢唱＋欢笑

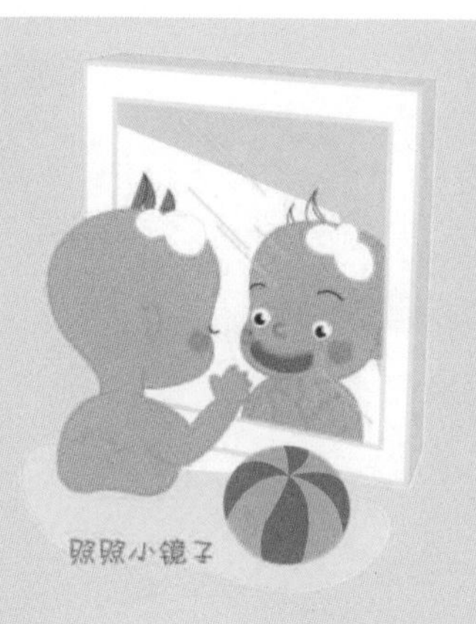

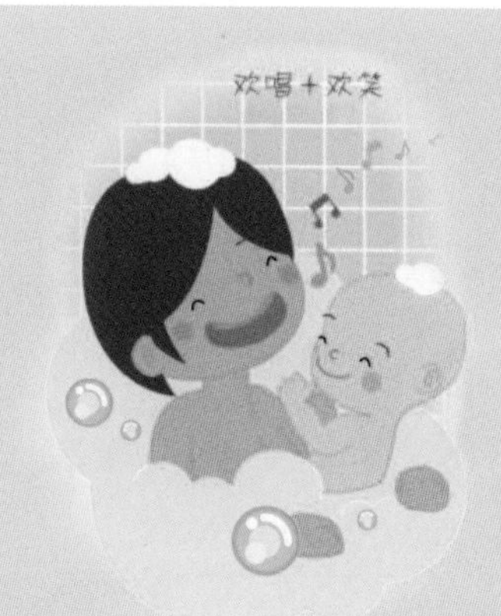

3. 洗澡的时候，如果你给宝宝唱他熟悉且喜欢的歌，你亲爱的宝宝将会非常高兴。

适合六个月以上小宝宝的游戏

4. 洗澡时，在浴盆里冲出大量的肥皂泡泡，这能够让宝宝特别兴奋。

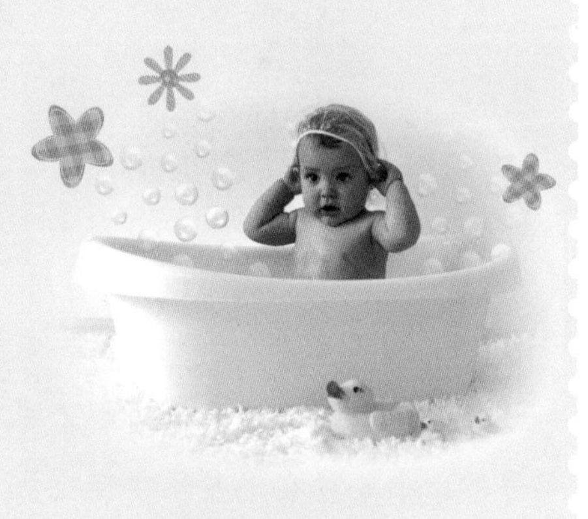

5. 用手抱住宝宝的腰，然后让他在水里运动起来，好像他在游泳一样，在这一过程中要务必确保不让小宝宝的嘴接触到水。

洗澡的游戏
六个月以上de小宝宝
太好玩了！
好多肥皂泡泡
在水里用手抱住宝宝的腰，
运动起来好像在游泳一样

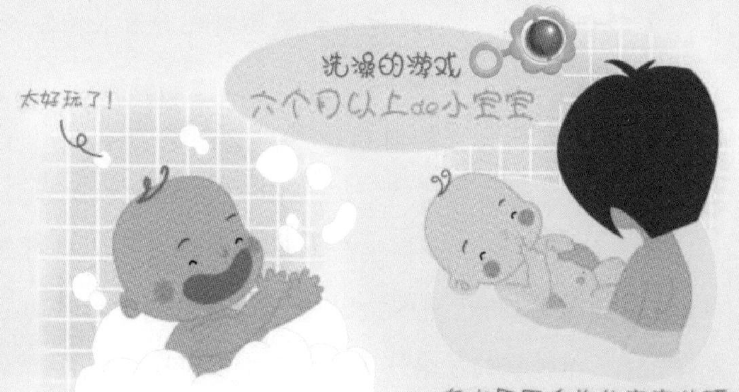

用洗发水泡泡做造型
看到自己滑稽的发型，宝宝乐啦
边洗澡边讲故事

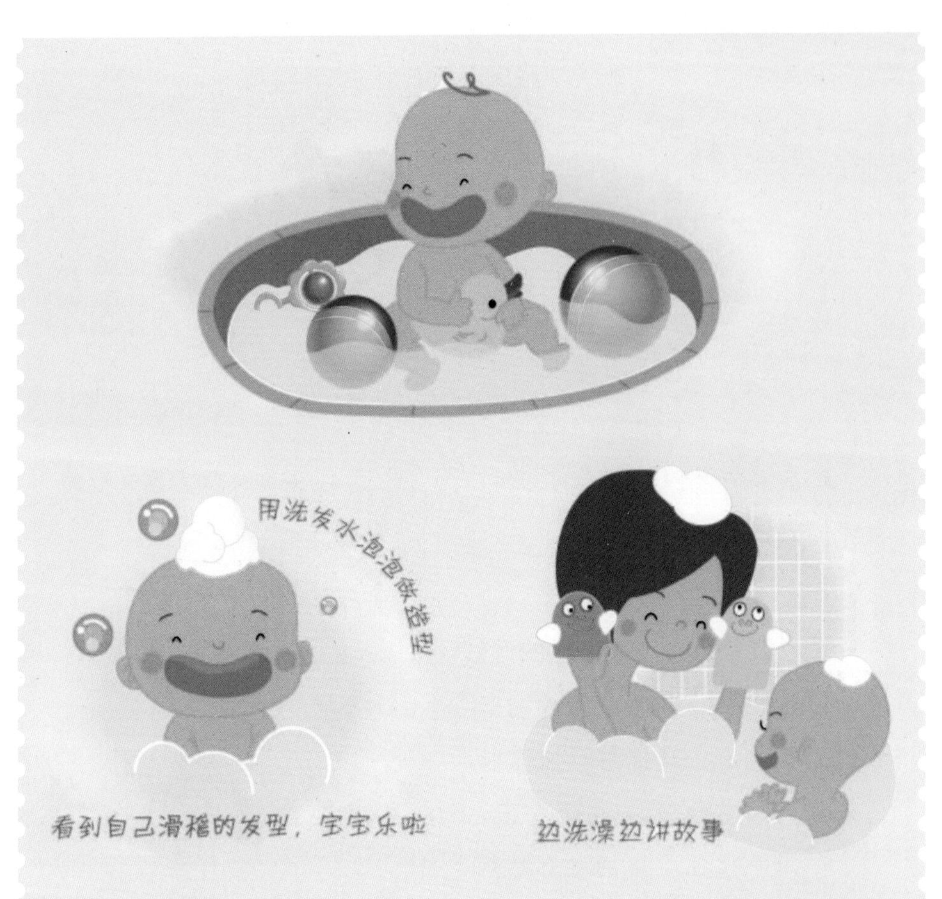

6. 让宝宝边洗边玩玩具，或是给他一块小毛巾，摆弄着玩儿，这样会使他觉得洗澡很有趣。可以把塑料小鸭子、塑料杯子、塑料勺子、小船放在浴盆里供宝宝玩儿，他很愿意在水里面伸手抓这些东西玩儿。在宝宝玩玩具的同时他也会很愿意配合家长给他洗澡的动作。

7. 当家长给宝宝洗头发的时候，可以利用洗发水的泡泡，给宝宝设计一个很有趣的特殊发型，然后让小宝宝自己照照镜子仔细欣赏一下自己的可爱造型。家长会发现宝宝高兴地笑出声来。

8. 在给宝宝洗澡的时候，也是家长给宝宝讲故事的好时机。宝宝会非常喜欢听家长给他讲的故事，甚至着迷于故事中的情节。

适合稍大一些、蹒跚学步孩子的游戏

9. 在宝宝洗澡的时候，可以让他用塑料杯子在浴盆里装水、倒水玩儿，做的时候可以让宝宝数数。家长可以很巧妙地把这样的游戏作为一堂生动的数学课。

10. 要是有一些喷水的玩具玩儿的话，宝宝会玩得很开心呢，不过家长们可要注意了，可爱的宝宝很可能会把你当成主要目标，把水喷到你身上呢。宝宝拍打水会发出声响，溅起水花，他会很开心的。

11. 家长完全可以允许宝宝把自己的洋娃娃也放在浴盆里一起洗个澡。

洗澡的游戏

适合蹒跚学步de孩子

生动的数学课

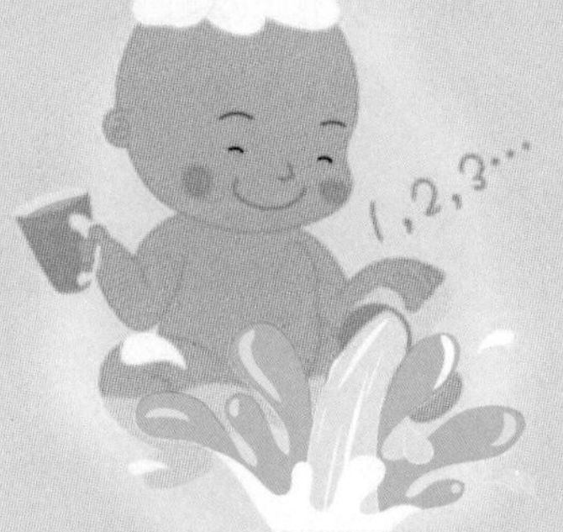

用塑料杯子在浴盆里装水，倒水玩，让宝宝数数

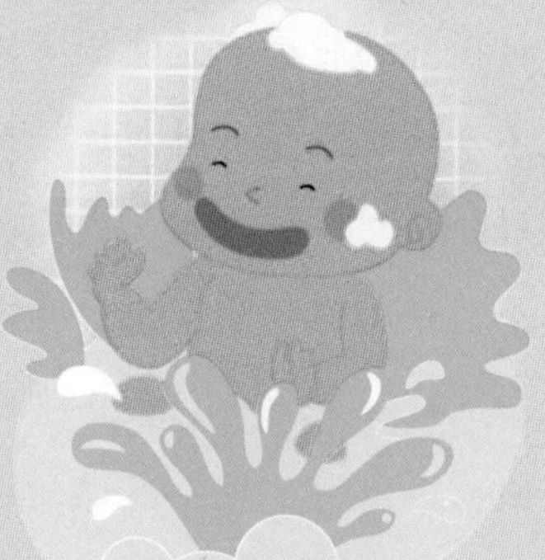

宝宝拍打水发出声响，溅起水花，好开心啊！

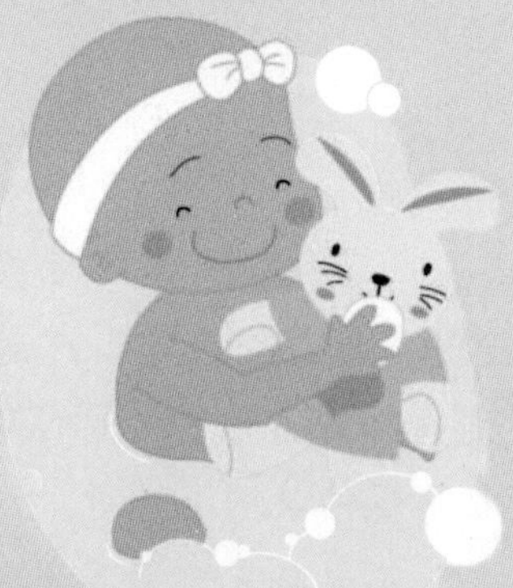

允许宝宝把自己的洋娃娃放在浴盆里洗

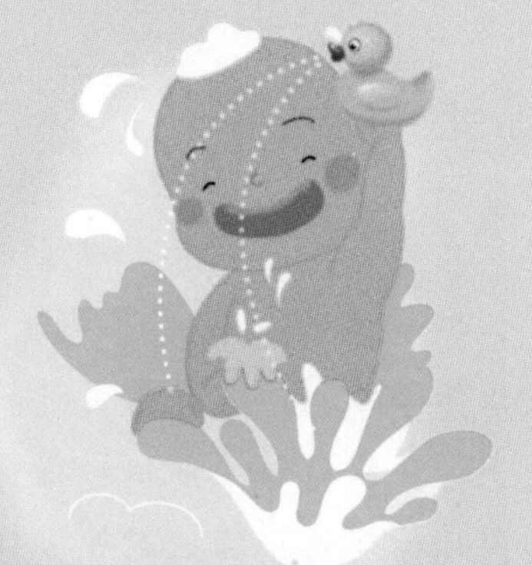

制作洗澡玩具，喷水玩

12. 在洗澡的时候，可以让宝宝自己制作洗澡玩具。比如说在一个干净的纸杯里面戳几个洞，制成可以用来浇灌的容器，或者把洗干净的瓶子制成喷水器玩。

相信学会了以上方法的爸爸、妈妈，一定可以和宝宝有一段愉快的洗澡时光。

刘大姐讲故事

我曾经护理过一位叫丁丁的宝宝，他洗澡时就很不配合。身子一沾水就哇哇地哭，洗屁股时更是哭得厉害。与丁丁妈妈沟通后发现，孩子是对水极度惊恐害怕。造成这种情况的主要原因是：丁丁在出院前被医院的护理人员洗澡弄疼过，哭了好长时间才哄过来，从那以后就不喜欢洗澡了。针对这一问题，我采取了特殊护理方式：慢慢地、轻轻地给丁丁脱衣服，脱完衣服以后用一条长毛巾把他的身体全包裹起来，增加他的安全感；抱着裹好的他慢慢往放好水的澡盆靠近，一点一点地往盆里放，放下去以后再把长毛巾一点一点地拿掉，丁丁很舒服，没有哭，整个洗澡的过程都是很享受的。这样重复几次后，丁丁就爱上洗澡了，再按照正常的步骤洗澡就很顺利了。

刘大姐支招

宝宝最先与水接触的时候一定要注意动作轻柔，宁可放慢速度，减少步骤，也千万不能让他有任何不舒适的感觉。这对宝宝以后能否爱上洗澡非常关键。给宝宝洗澡时要随时留意他的情绪变化，尽量保持整个洗澡过程都能在轻松愉悦的氛围下进行。一旦宝宝出现啼哭不止的情况就要停下来，一定不要给宝宝留下洗澡不适的印象，产生排斥反应。

专家点评

宝宝洗澡前要做好充分的准备，大人也要准备好，检查一下手指甲是否过长，脱去戒指、手链、手表等物品，以免擦伤宝宝，再用肥皂洗净双手。给宝宝洗澡时，注意将宝宝放在一个让你感觉方便、顺手的高度，事先将所有的洗澡物品都准备好，避免发生临时去拿被遗忘的东西而将宝宝丢在一边发生意外的情况。洗澡时动作要轻柔，注意保暖，避免宝宝着凉。

洗澡的具体步骤

先脱下宝宝的衣服或包被，检查宝宝的皮肤情况和黄疸情况，如有大小便，清理干净后将宝宝用大浴巾包裹好，注意保暖。

刘大姐讲故事

在给小宝宝艾丽洗澡前检查身体时，我发现她的脖子上有个花生米大小的疙瘩，怀疑是先天性斜颈引起的。考虑到产妇月子里情绪的敏感脆弱，没有直接告诉产妇，等到晚上回去以后打电话告诉了孩子的爸爸，建议他带孩子去医院查一查。第二天，我就陪着孩子的爸爸带孩子来到了医院，经过医生的细致检查，确定这个疙瘩的确是先天性斜颈引起的胸锁乳突肌凸起，幸亏发现得及时，这个凸起还很软，通过专业的按摩就能让它慢慢恢复正常。如果等到凸起变硬了就麻烦了，不是那么简单就能治疗的了，按摩效果也不大，要等宝宝长大一点再手术解决。经过积极的按摩治疗，宝宝的斜颈和疙瘩很快就痊愈了，家人都非常感激，多亏了洗澡时仔细观察小宝宝的身体及时发现问题，让小宝宝少受罪还能很快恢复正常。

1. 洗脸

先将宝宝抱起，使他的颈部枕到大人的左手肘部，大人左臂托住宝宝的颈肩后背，抱在胸前。取一块小方巾对折两次，将食指包裹进去，四层那边朝向指尖。先用第一层清洗宝宝左眼，从内眼角擦向外眼角；再用第二层清洗宝宝右眼；翻开第三层擦鼻子，从鼻根处往鼻头处擦拭；第四层擦宝宝的嘴巴周围。然后将小方巾再对折一次，一边用来给宝宝擦额头，另外一边擦脸蛋，都是从中间往四周擦。

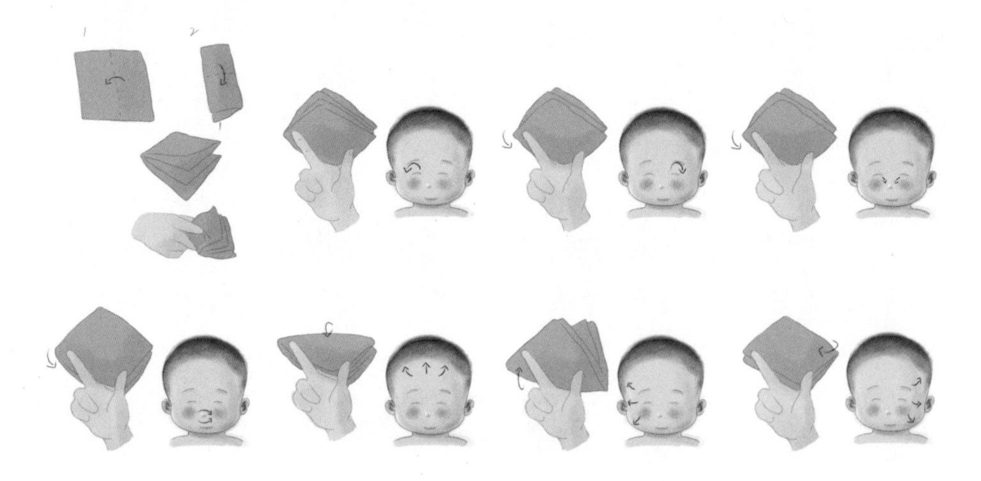

2. 洗头

用左肘部和腰部夹住宝宝屁股，左手掌和左臂托住宝宝头、颈、肩，注意不要让水流入宝宝耳内，要用拇指、食指将宝宝两个耳廓向内折，用右手慢慢清洗宝宝头部，将洗发水倒在手上（冬季需要调节洗发水的温度），用五指的指腹在宝宝头上轻轻揉洗，再用四个手指的指腹在宝宝前囟门两侧平行前后擦拭按摩，注意避开前囟门，然后将宝宝头上的洗发水洗干净，用毛巾将宝宝头上的水分轻轻吸干。

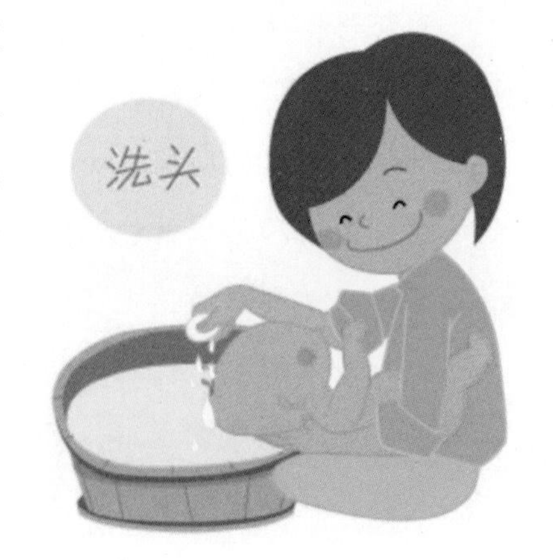

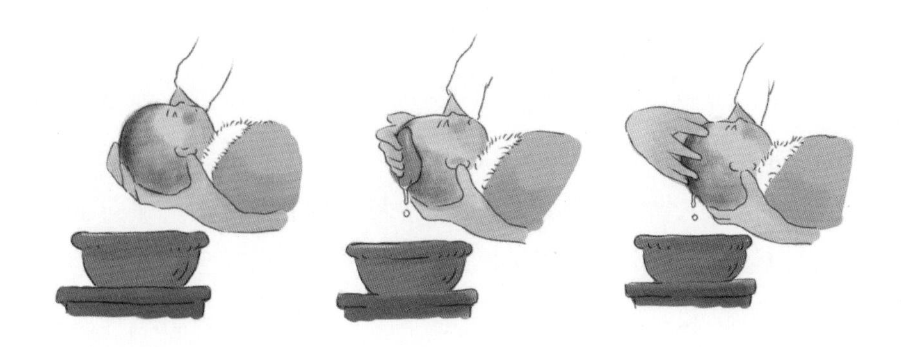

3. 洗身子

注意抓握姿势：将宝宝颈部枕到左手的腕关节处，左手的中指、无名指、小手指在宝宝的腋下，食指在大臂上，拇指在肩部，肘关节成“C”形，抓握住宝宝，右手托住宝宝的臀部、腰部，将宝宝抱起，成仰卧位放入浴盆中（注意让宝宝先适应水温，逐渐放入水中）。

洗澡的具体步骤
让宝宝先适应水温，
逐渐放入水中
由上而下洗，
然后清洗一下后身
最后以双手为支托并抓紧
宝宝抱离水中，放在大浴巾上

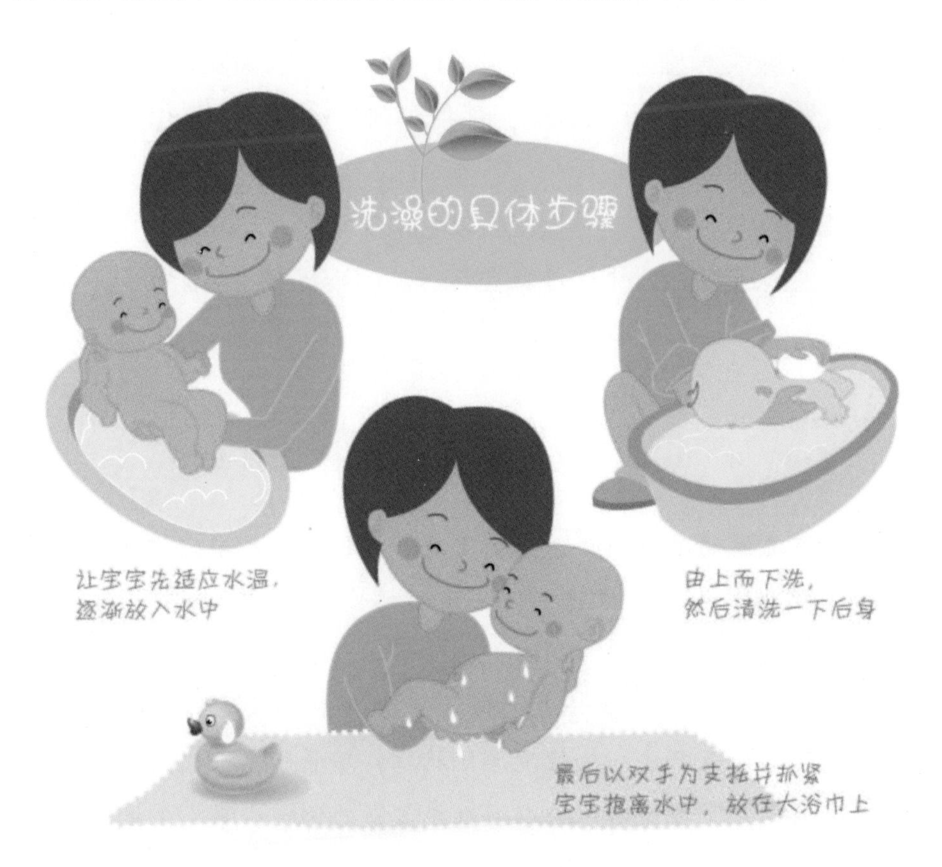

由上而下，先清洗宝宝颈部、腋窝（先清洗右侧再清洗左侧）、前胸、腹部、腹股沟，再清洗右上肢、左上肢、右下肢、左下肢。洗后将宝宝改为俯卧位，这时应注意抓握姿势：把右手三个手指放在宝宝腋下，食指在大臂上，拇指在肩部，大人的手要从前胸平行插向宝宝腋下，握住宝宝，让左手移动，五指分开，拇指在宝宝头部，小手指按在宝宝腰椎处，护住宝宝头、颈、脊柱、腰椎，将宝宝托起，右手手腕向外翻，左手手腕向内翻，左手拇指按住宝宝头部，使身体由仰卧变成俯卧位，让宝宝前胸趴在右手的腕关节处，左手从宝宝身子下将宝宝腿放平。清洗一下后身，先清洗后颈部，再清洗背部和臀部，然后清洗右上肢后侧、左上肢后侧、右下肢后侧、左下肢后侧。再将宝宝变成仰卧位，注意变换手法：左手五指分开，拇指在宝宝头部，小手指在宝宝腰椎处，中指在宝宝腋下，右手将宝宝托起，左手小手指按压宝宝腰椎，由俯卧变成仰卧位，在翻身的同时，左手的拇指，从宝宝头部慢慢滑向肩部，食指回到宝宝大臂上，中指、无名指、小手指回到宝宝腋下。

洗完后以双手为支托并抓紧将宝宝抱离水中，放在大浴巾上，用浴巾将宝宝身上水分吸干，注意要将身体褶皱及弯曲部位吸干，动作要轻柔。

刘大姐讲故事

在洗澡的时候须要注意宝宝是否排便，一旦宝宝排便就会污染洗澡水。我们要根据宝宝洗澡和排便的情况综合制订洗澡方案。奥戈就是一个这样的宝宝，他好像对在水里拉臭臭这件事特别情有独钟。本来他一天大便的次数并不是很多，但是非常奇怪，连续几天只要一给他洗澡他就拉，不管距离上次大便的时间是长还是短。洗澡水污染以后再换盆新的倒是小事，关键是怕宝宝着凉。后来我就想了个办法，每次洗澡给奥戈多准备一盆水，先让他在小一点的盆里洗，他拉了大便以后马上冲洗干净换到大盆里洗，这样就不会凉着宝宝了。

大部分宝宝在前十几天洗澡时都有紧张的表现，大卫的表现尤其强烈。刚开始做洗澡的准备工作，他就开始哭了，抱起他来，他的手拼命在空中乱舞，就像是想抓根救命稻草一样。我就赶紧让大卫的奶奶抓着他的手，抓住手之后大卫好了很多，慢慢地进入状态，我给他洗完前面之后他的手就逐渐放松了，翻到后面就已经不需要再抓着。到了二十多天的时候，大卫就逐渐喜欢上洗澡，而且预先知道我的下一步动作，自己会转脸，意思是要洗这边了，转完左边转右边，转完右边又转左边。我就告诉他，我已经洗过了，他还是等着，我就给他再洗一遍。对于紧张的宝宝一定要找到方法缓解他的不良情绪。

还有一个宝宝叫艾米莉，这个女孩一洗头就大哭，洗澡反而没事。其实这也是缺乏安全感的表现。我后来想了个办法，脱光她的衣服以后就用浴巾给她捆个蜡烛包，把她的手也捆进去，这样她就比较有安全感了。一开始还哼唧两声，后来越来越享受，一洗脸洗头就闭着眼睛躺在那里，怎么洗都不再哭了。

2013年我曾经护理过一个宝宝，名字叫小夕。小夕的妈妈见到我就说："刘大姐，我家小夕洗澡的时候可痛苦了，你赶紧来吧。"我心想洗澡怎么还有那么大的问题。去了以后发现问题出在小夕的小手上。新生儿在出生后的15天以内洗澡普遍比较紧张，小夕紧张的表现就是死命地攥着手。奶奶想这是手里有脏东西啊，得洗，就使劲掰孩子的手指，小夕疼得大哭，小夕妈妈也跟着"崩溃"了。其实这真的是个小问题，解决起来也很容易。到了小夕的洗澡时间，小夕照例还是紧握着拳头，我没有掰小夕的指头，而是轻轻拍了拍小夕的掌关节处（即手背和手指的连接处），小夕就自然地打开了手掌。小夕的妈妈好像还没反应过来，可能没想到这么头疼的问题居然这么轻松地就解决了吧。反应过来以后她激动地对我说："刘大姐，早知道早找你过来啊，孩子就不用受那么多罪了。"所以说护理孩子有很多窍门，家长们要学会用最正确的方法处理。

4. 洗后护理

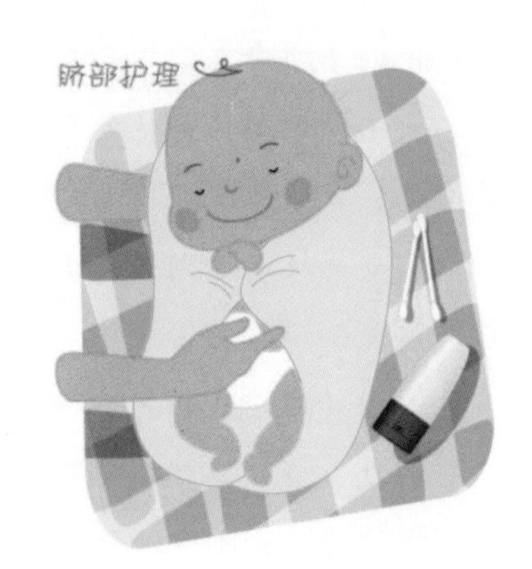

脐部护理

用浴巾裹住宝宝全身，留出脐部，用干棉棒将脐部水蘸干，用棉棒蘸0.5%碘伏或75%酒精擦拭脐部，应从脐根部向外洗擦，注意保持脐部干燥和清洁。最后给宝宝涂上护肤油，围尿布要避开肚脐。

阳光小贴士

1. 很多妈妈都不敢给宝宝做彻底的脐部消毒，每次消毒时仅仅在脐带表面涂抹药水，未直达根部，这样做是很不可取的，尤其是当创面的一些分泌物掉落到脐部深处时。有些新生儿出生后脐带迟迟不脱落，很大程度上就是因为护理者护理时未有效消毒根部，导致脐带和脐窝粘连。

2. 护理完脐带如果室温合适可以让其暴露一会儿，一般一两分钟。

3. 一般来说，如果脐部干燥，一天消毒1～2次即可，如果脐部渗液或渗血，看到有渗出液体就可以消毒，每天4～5次。

4. 宝宝脐部如果有渗血或渗液的情况，尽量不要沾水；如果非要沾水可以贴上脐贴，尽量缩短入水时间。

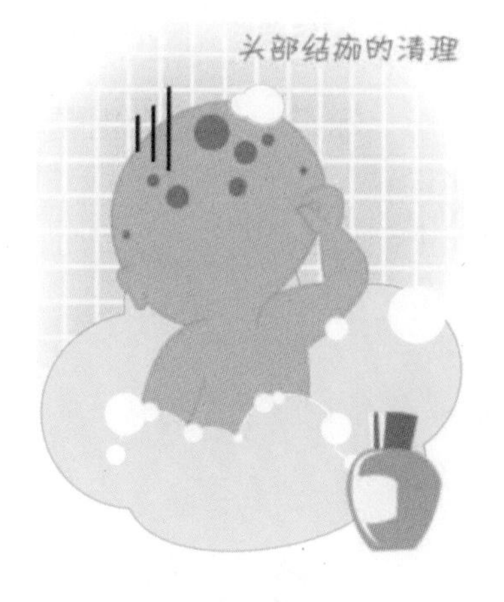

头部结痂的清理

对于新生儿头部黄色结痂护理，可用植物油或润肤油滋润，再慢慢洗掉，千万不能认为影响美观就强行抠去，这样会损伤宝宝娇嫩的头皮。

鼻痂的清理

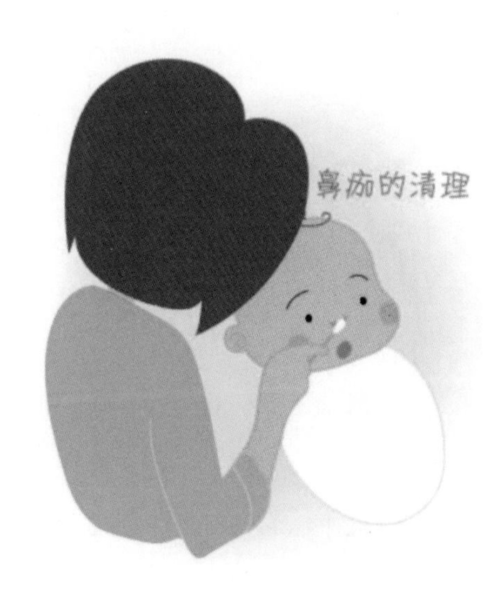

如果发现宝宝鼻腔内有鼻痂，不要随便擦拭，因为新生儿的鼻腔黏膜非常娇嫩，可用棉签蘸点清水湿润，5分钟后轻压鼻根部，待鼻痂滑入鼻孔附近，再用干棉签擦掉或用鼻屎夹夹掉。

红屁股护理

一般来说，轻度的尿布疹就叫臀红。一旦表皮发红就会有些小红疹，就是小水泡一类的，严重时会肿胀破损或者流水。如果宝宝已经臀红，除了用日常的清洗方法进行护理外，动作要更加轻柔。这个时候就不要再给宝宝垫尿布了，而要把宝宝的屁股充分暴露在空气中，如果能晒晒太阳会更好。

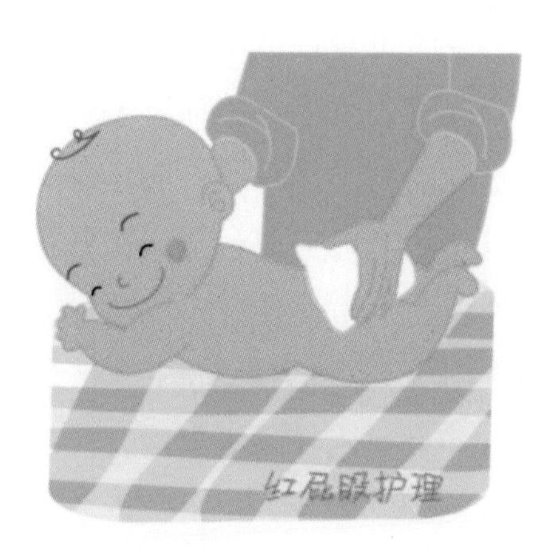

治疗红屁股药品推荐：（1）鞣酸软膏，绝大部分宝宝使用后效果比较明显。（2）紫草油，如果宝宝对

鞣酸软膏过敏可以考虑使用。（3）绿茶水，将绿茶泡成水，然后将茶叶过滤出来，用茶叶水给宝宝洗屁股，可以去油腻、杀菌，又消炎止痛，非常不错，比较适合没有破皮的时候使用。

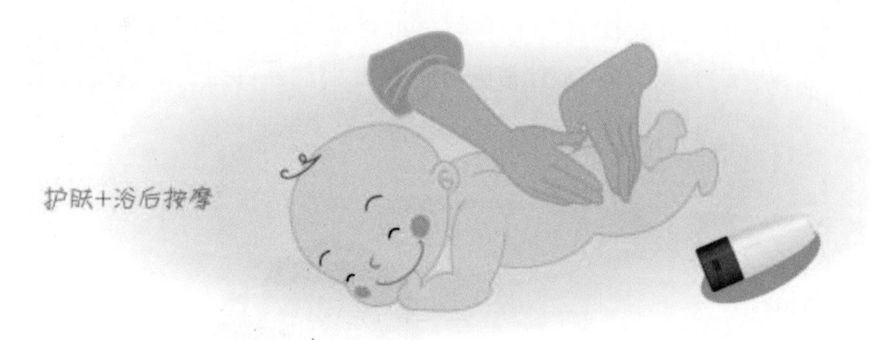

护肤

给宝宝洗完澡后，可以给宝宝涂抹些护肤用品，尤其是在干燥的秋冬季节。

浴后按摩

给宝宝洗完澡后，把他放在床上，涂点润肤油。可适当给宝宝按摩一下，注意手法轻柔，时间不宜过长。

专家点评

洗澡的步骤应该遵循从上到下、从前向后的原则。动作轻柔，注意保暖，千万不要让宝宝着凉。先洗上半身，下身用毛巾包裹住；然后再洗下身，并将上身用毛巾包裹好。洗头时，用毛巾裹住宝宝的整个身体，托稳头，用拇指及食指将左右耳廓向内盖住耳孔，防止水流入。宝宝洗完澡后，抱出浴盆，尽快用温暖的毛巾把他包裹起来并擦干全身，尤其是颈部、腋窝等皮肤皱褶处。用毛巾裹住宝宝的全身，只留出脐部，用棉花棒蘸75%酒精或0.5%碘伏从中间向外清洗脐部，注意保持脐部的干燥和清洁。如果脐部发红，有脓性分泌物渗出，应尽快找医生处理。

然后，在宝宝的臀部涂上护肤油，防止尿液刺激皮肤产生尿布疹。给宝宝围上尿布，穿上衣服。如果宝宝脸部皮肤干燥，可以在脸上涂少量的润肤油，使皮肤保持湿润、光滑。宝宝不宜紧紧地裹在“蜡烛包”中，应当放松他的手脚，让他比较自由地活动，这有利于宝宝的呼吸运动和血液循环，促进宝宝的生长发育。

宝宝私处的清洁护理

1. 男宝宝篇

对于男孩子，最有必要悉心呵护的就是他的“小鸡鸡”和阴囊了。它们的重要性不言自明，而正确的清洗和护理尤其重要。

清洁方法

第一步：宝宝大便后首先要把肛门周围擦干净。先把柔软的小毛巾用温水沾湿，擦干净肛门周围的脏东西。

第二步：用手把阴茎扶直，轻轻擦拭根部和里面容易藏污纳垢的地方，注意不要太用力。

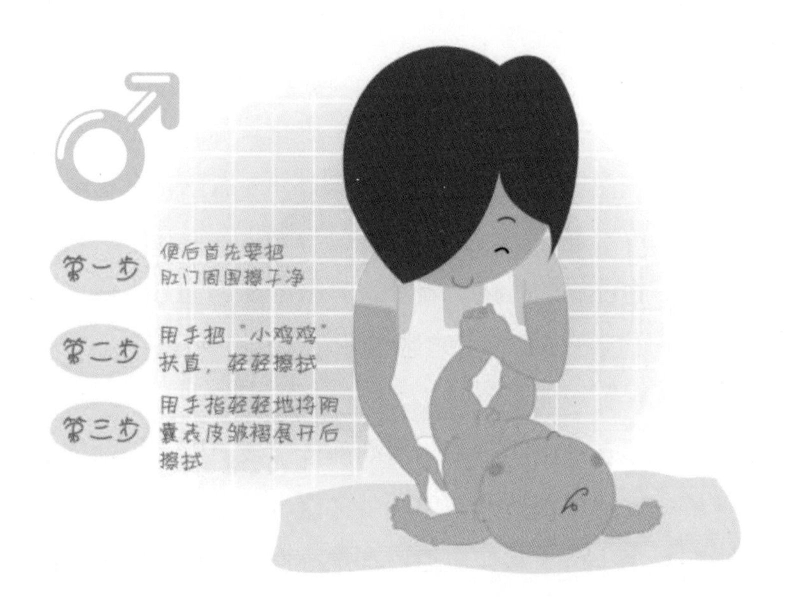

第三步：阴囊表皮的皱褶里也是很容易积聚污垢的，可以用手指轻轻地将皱褶展开后擦拭，等“小鸡鸡”完全晾干后再换上干净、透气的尿布。

清洗的注意事项

包皮和龟头清洗。宝宝周岁前都不必刻意清洗包皮，因为这时宝宝的包皮和龟头还长在一起，过早地翻动柔嫩的包皮会伤害宝宝的生殖器。一岁以后，应该隔几天清洗一次，但要在宝宝情绪稳定的时候。清洗时，大人用右手的拇指和食指轻轻捏着阴茎的中段，朝宝宝腹壁方向轻柔地推包皮，让龟头和冠状沟完全露出来，再轻轻地用温水清洗。洗后要注意把包皮恢复原位。

水温要适当。水温要控制在38℃～40℃，这不仅仅是要保护宝宝的皮肤不被热水烫伤，也能使宝宝阴囊保持一定的温度。爸爸、妈妈们会发现，当天气很热或者宝宝兜着潮热的纸尿裤时，宝宝的阴囊就会软趴趴的，像个气球皮儿，里面的小蛋蛋明显地圆圆地鼓着，这就是因为受热，阴囊壁的平滑肌呈反射性舒张，自我保护地瘫软散热；而如果遇冷，阴囊就会缩成一团，以维持必要的体温。所以，在洗澡的时候，一定要控制好水温。

重点清洗。清洗的重点应该是最容易藏污纳垢之处。所以，要把“小鸡鸡”轻轻地抬起来，轻柔地擦洗根部，再有就是阴囊下边，也是一个“隐蔽”之所，包括腹股沟的附近，也都是尿液和汗液常会积留的地方。

切莫挤压。宝宝的“小鸡鸡”布满筋络和纤维组织，又暴露在体外，十分脆弱。在洗澡的时候，新手爸妈很容易因为紧张或者慌乱，手部无意中用力挤压或者捏到宝宝的这些部位。因此要特别注意。

护理的注意事项

男宝宝的性器官是由阴茎和阴囊两部分组成。阴茎外面覆盖着一层包皮，将这层包皮向根部拨开，中间就会露出阴茎的顶部，就是龟头。龟头的最顶端有个小口子叫作尿道口，是小便的出口。阴囊有两个，每只阴囊里面都有一个睾丸。男性激素和精子都是在睾丸里产生的，但在婴幼儿时期，睾丸的这些功能几乎都还没有发育。

穿戴纸尿裤的时候，注意把“小鸡鸡”向下压，使之贴伏在阴囊上。这样做，一是为了不让宝宝尿尿的时候冲上尿，弄湿衣服；另外，也可以帮助宝宝的阴茎保持自然下垂的状态，避免将来影响穿衣的美观。

花露水与爽身粉一样，都有一定的刺激性，这类东西容易使原本就潮热的纸尿裤里面更加潮湿；爽身粉还容易与汗液结块，堵塞毛孔。建议最好不用。

如果宝宝已经不再穿尿布，排尿后最好用干净的手纸沾干尿液，保持干爽。即便是男宝宝，也要有自己独用的洗具，如毛巾、盆等。

有关男宝宝的私密问题

Q：宝宝的“小鸡鸡”怎么也会变硬呢？

A：男宝宝在排尿前阴茎也会呈现膨胀状态，这是由于膀胱里积存了尿液，阴茎受刺激而形成勃起状态，这不同于成人的勃起，并不是性意识支配的行为。

Q：“小鸡鸡”有点发炎，该涂一点药膏吗？

A：如果有发炎症状，最好去医院检查一下。不能单凭自己的主观判断而在发炎部位涂抹药膏，否则可能会有恶化的危险。此外，给宝宝穿上尿布之前，最好能让宝宝的小屁股完全晾干，这样可以预防炎症的发生。

Q：宝宝阴囊的颜色和别的小孩有些不一样。这样正常吗？

A：关于阴囊的颜色，宝宝之间的差别很大。有些是肉色的，有些则是偏茶色的。但是，如果宝宝的阴囊突然变得与之前的颜色不一样了，就有可能是阴囊内部有了炎症，这种情况下就要赶快去医院检查了。

Q：宝宝经常去触摸“小鸡鸡”，家长是不是应该制止呢？

A：没有必要制止。孩子触摸自己的阴茎并没有性方面的意义，这和他们触摸自己的手脚是一样的。这种行为也是成长过程中的一环，所以没有必要制止他们。

2. 女宝宝篇

女宝宝的性器官分两部分，外部性器官和内部性器官。外生殖器是需要日常护理的，内生殖器则由卵巢和子宫等组成。外生殖器分为大阴唇、小阴唇、阴核、会阴、阴道口几个部分。小阴唇和大阴唇覆盖尿道口和阴道口，能防止细菌的侵入。

清洁方法

第一步： 宝宝大便后用湿毛巾从前往后擦掉脏东西。也可以先用装入温水的喷雾器从前往后冲洗，这样脏东西就容易洗掉了，之后再用湿毛巾擦拭就会更方便。

第二步： 用湿毛巾慢慢地将宝宝小阴唇周围的脏东西擦掉。即使是小便后也要擦干净。可以将毛巾叠成细长条，然后在小阴唇的沟里滑动擦拭。也可以用在超市里买的棉签，蘸水轻轻地擦拭。

第三步： 宝宝大腿根部的夹缝里也很容易粘有污垢，可以用一只手将夹缝拨开，然后用另一只手轻轻擦拭，等小屁股完全晾干后再穿上尿布。

温馨提示：女宝宝私处最好不要扑爽身粉之类的东西。

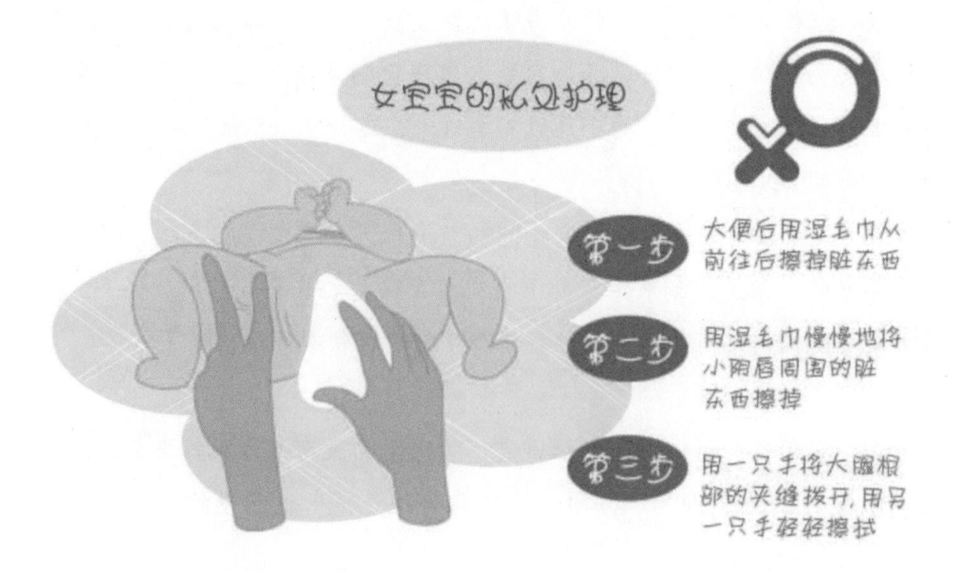

护理的注意事项

小尿片及时换。干净、清爽、透气的环境是阴部最理想的环境。女宝宝还没有摆脱尿布时，无论是使用尿布还是纸尿裤，都应当选择透气性好、安全卫生的。便后妈妈们一定要记得及时帮宝宝更换纸尿裤。而尿道的开口处直接与内部器官相通，尿液的残留成分会刺激宝宝皮肤，容易患尿布疹，严重时会过敏发炎。如遇红臀现象，可在宝宝患处擦柔和的婴儿护臀霜。

小内裤早早穿。宝宝内裤的材质应该是吸收力强的、透气的、棉质的，穿起来宽松舒适。应早点儿给女婴穿满裆裤，尽量少让外面不干净的物质轻易和阴部直接接触。

女宝宝外阴常见症状

皮肤念珠菌病。念珠菌属于霉菌的一种。皮肤念珠菌病就是宝宝感染了念珠菌，导致皮肤出现炎症。感染念珠菌后皮肤会变红，起很多小疙瘩，并且还会脱皮，甚至红肿腐烂伴有小的水泡或脓包。如果误以为是尿布疹，涂抹了类固醇药物，症状还会进一步恶化。所以千万不要随意给宝宝用药，而是要先让医生确诊。治疗方法是：如果患处只是变红，没有肿胀，则只要保持发红处皮肤的清洁，自然就会痊愈了。但如果红肿得厉害就要在医生的指导下涂抹抗真菌的软膏，通常1～2周后差不多就好了。

外阴部阴道炎。这种病是由于大便等沾到外阴部的皮肤或阴道的黏膜上，葡萄球菌或大肠杆菌大量繁殖而引起的炎症。症状是外生殖器会出现红肿疼痛，此时宝宝经常有些异常的举动，比如好像外阴部很痒的样子，或者小便时会哭等。随着炎症的恶化，宝宝的外阴部还会流出黄色的脓液，发出异味。治疗方法是：如果外阴部只是有一点红肿，在换尿布或洗澡时给宝宝洗干净，通常会自愈。如果出现了分泌物或宝宝很不舒服，可在医生的指导下使用一些带有抗生素的软膏或内服药。

有关女宝宝的私密问题

Q：孩子刚出生时还可以看见阴道口，可是慢慢地看不到了，这是为什么？

A：如果出生时是可以看到的话，就不用太担心了。因为随着身体的生长，皮下脂肪变厚，所以才看不见了。如果你还是担心，可以在孩子定期体检时咨询一下医生。

Q：在浴缸里给女孩清洗性器官，细菌会进到阴道里吗？

A：如果是清洁的温水就没有问题。新换的热水中，即使有细菌也不至于引起疾病，所以在浴缸里清洗女孩的生殖器是可以的。

Q：尿布上沾了像分泌物样的黄色的东西是怎么回事？

A：可能是阴道出现炎症的表现。如果是炎症，偏黄色的东西很可能不是分泌物而是脓液。平时护理时一定要注意保持孩子生殖器的清洁，如果这种症状持续3天以上或者越来越严重，就要带孩子到医院检查。

专家点评

刘大姐讲得非常全面，在这里要强调的是女婴要尽早穿满裆裤，避免幼女性阴道炎的发生。在临床上经常有女婴因外阴红肿、小阴唇黏连而就诊，这种情况多半是因穿开裆裤细菌感染引起。再就是不管男婴女婴，大小便后均要用清水冲洗，女婴要从前往后、用流水冲洗。

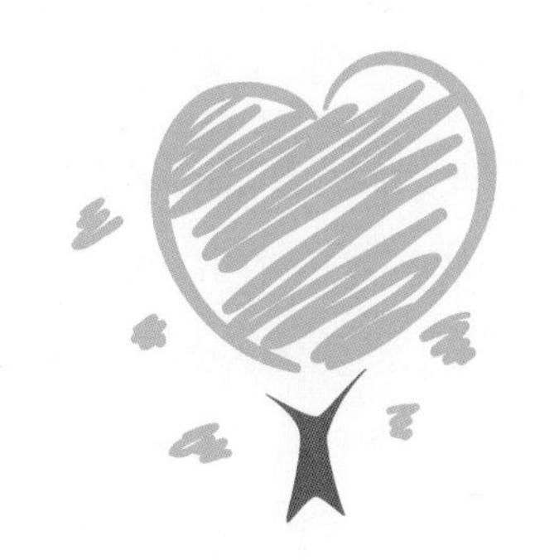

宝宝洗澡的注意事项

1. 水温达不到不洗

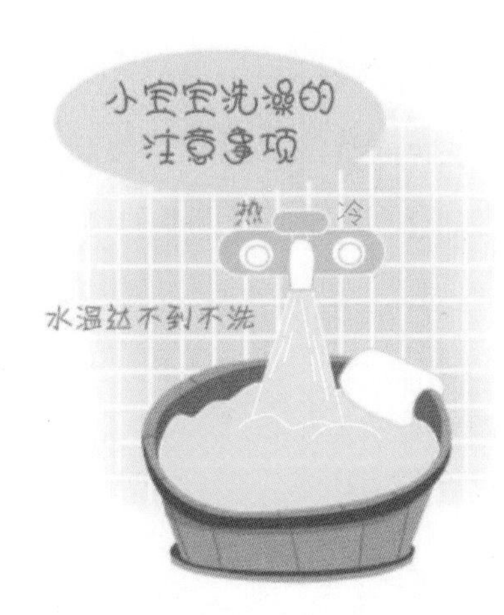

水温计一定要用，洗澡时要非常准确地把握水温才行。调节洗澡水温度时先放凉水再放热水，这样做会降低烫伤小宝宝的风险。还在往浴盆里放水的时候，千万不要把小宝宝放进去，放水过程中，水温可能会有变化，或者水深的变化也会使小宝宝不安。不要让你的宝宝碰触到水龙头。因为即使现在还打不开，他也很快就会长到足够有劲儿能打开水龙头，而这可能会造成严重的伤害。

2. 不要让宝宝在没人看管的情况下待在浴盆里

不管给小宝宝使用哪种婴儿浴盆、洗澡椅或沐浴架，都不要让他在没人看管的情况下待在浴盆里。

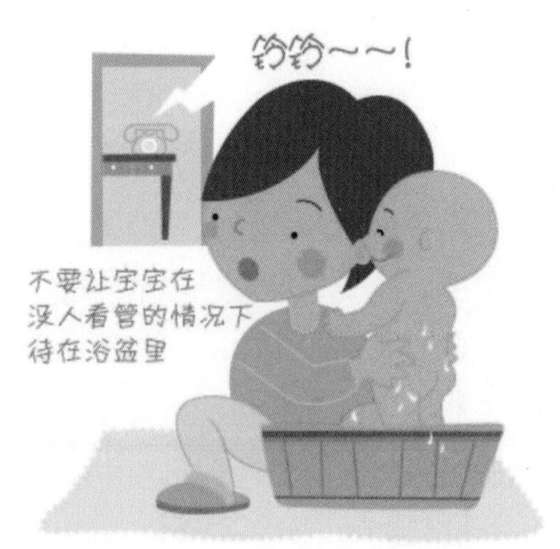

洗澡前把需要用到的东西都准备好：毛巾、洗护用品、干净尿布、小内衣等。如果在洗澡过程中，独自一人在家，有人敲门或是电话铃响了，而你又必须去开门或接听时，要用浴巾裹起小宝宝，抱着他出去做事。小宝宝处于无人看管的状态中如发生意外，不到一分钟的时间里就能溺亡在不到3厘米深的水中。 在洗澡时给宝宝翻身也要格外留心谨慎，手法要准确，千万不要伤害到小宝宝。小宝宝的头不要碰到盆壁，要始终保持抬高45度角，不能有丝毫的大意马虎，如果新手紧张或不熟练，可以暂时不翻身。

3. 动作轻柔，注重交流

给宝宝洗澡前大人要摘掉手表、首饰，修剪手指甲，洗干净自己的双手。

在洗澡过程中最好配合轻柔的音乐和语言抚慰，要经常与小宝宝眼睛对视，专注、温柔、发自内心地微笑并适时与小宝宝交流。洗澡动作要轻柔、敏捷，时间不宜太长。

4. 不宜洗澡的情况

洗澡开始前小宝宝啼哭时应寻找原因，不应急于洗澡。

发热、呕吐、频繁腹泻时，不能给小宝宝洗澡。因为洗澡后全身毛细血管扩张，易导致急性脑缺血、缺氧而发生虚脱和休克。若遇宝宝发生烧伤、烫伤、外伤，或有脓包疮、荨麻疹、水痘、麻疹等，不宜给小宝宝洗澡。这是因为小宝宝身体的局部已经有不同程度的破损、炎症和水肿，马上洗澡会进一步损伤引起感染。小宝宝打完预防针当天及接下来的几天内不要洗澡，以防感染。很多时候医生在疫苗注射事项中会提醒家长，一定要严格按医生的要求做。如果是炎热的夏季小宝宝出了很多汗，可以用湿毛巾给小宝宝擦身，避开打针的部位。

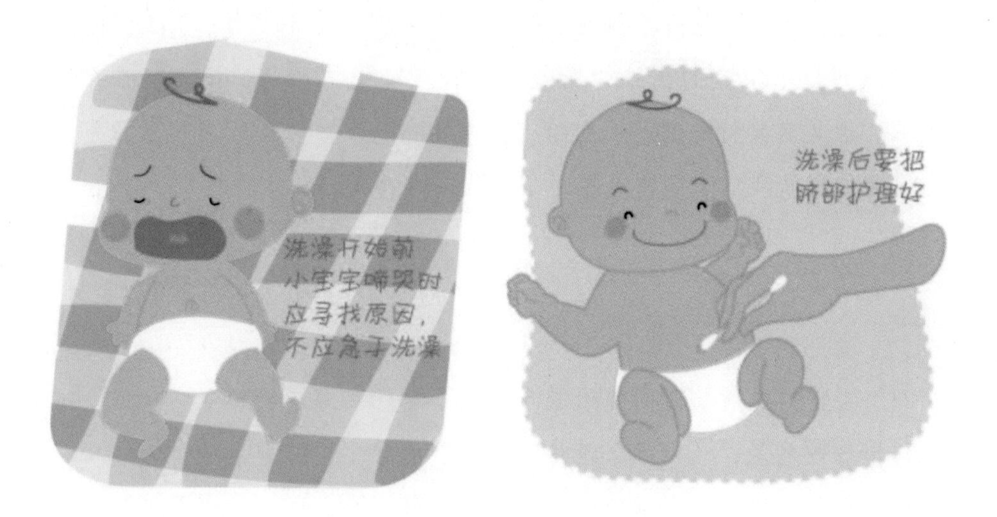

5. 注意脐部护理，根据季节选用护肤品

宝宝肌肤需要的护理产品

沐浴产品

宝宝皮肤的角质层尚未发育成熟，真皮层较薄，纤维组织稀少，皮肤因此缺乏弹性，易被外物渗透，并容易因摩擦受损。再加上出汗多、穿衣少，皮肤接触细菌和污垢的机会也大大增加。为了达到更好的清洗效果，而且不刺激宝宝娇嫩皮肤，建议给宝宝选择温和且洗后不会使皮肤干燥紧绷、不刺激眼睛的婴儿沐浴露洗澡。沐浴露的泡沫质地和清新香味能促进宝宝触觉、嗅觉、视觉的发育，从而促进其智力发育。

保湿滋润产品

宝宝免疫系统还未发育完善，极易感染过敏性皮肤疾病。要想宝宝远离干燥、瘙痒、湿疹、口角炎等烦恼，就要了解一下宝宝的肌肤。虽然宝宝的皮肤和成人的皮肤在组织结构及功能上基本相似，但又有其特殊性。不妨给宝宝选用一款长效保湿的润肤露，为宝宝的皮肤建立水润的屏障，令皮肤柔嫩水润。

臀部护理产品

宝宝的屁股长时间处于尿布覆盖下的闷热潮湿的环境中，加上排泄物的刺激，还有频繁清洁时对皮肤的摩擦，特别容易引起红屁股等皮肤问题，所以宝宝屁股的皮肤是最需要护理的。选用护臀隔离霜，能有效保护皮肤免遭尿液、粪便和尿布摩擦所带来的刺激，预防、缓解尿布疹，抑制细菌生长。

按摩抚触产品

新生儿抚触可以刺激宝宝感觉器官的发育，有助于宝宝的生理成长和神经系统反应，更能增加宝宝对外界环境的认知，在抚触的过程中，还能加深母子、父子之间的浓厚感情。因此选用一款令宝宝愉悦和放松的按摩油，非常重要！最好的专门抚触按摩油是100%的天然植物油，不含转基因物质，不含精油，不含防腐剂，能够更好地呵护小宝宝的肌肤。

6. 干性湿疹和湿性湿疹

宝宝的湿疹分干性湿疹和湿性湿疹两种。区分宝宝湿疹是干性湿疹还是湿性湿疹主要看有无渗出物，干性湿疹的表现为皮肤红肿粗糙，以掉皮、结痂、鳞屑为主；湿性湿疹以渗出、水疱为主。如果是干性湿疹的话，洗澡有利于缓解湿疹。要注意的是洗澡时温度不要太高，比平时要低1℃～2℃，洗脸时用比体温低一点的水温洗。沐浴露就暂时不要用了，做抚触的时候也不要再用抚触油，用点甘油做抚触，就能很快缓解小宝宝的干性湿疹。湿性湿疹的话就要少给小宝宝洗澡，湿性湿疹最忌湿潮，同时宝宝妈妈应忌口，少吃荤腥的食物。

专家点评

关于湿疹问题，研究表明，纯母乳喂养及自然分娩的宝宝，发生过敏及湿疹的风险较小，因此，应尽量选择自然分娩及纯母乳喂养。最常见的致敏食物有牛奶、鸡蛋、鱼、虾等，有湿疹的宝宝饮食应清淡，可选择新鲜蔬菜制成菜泥、菜汤或菜粥食用。

7. 因人而异

新生儿皮肤偏碱性（酸碱度为6.5至7.5），为了不提升新生儿皮肤的碱性，给早产儿、低体重儿（足月小样儿，不超过2500克）和皮肤破损的新生儿洗澡时，只用温度适宜的清水进行擦洗即可。根据自己宝宝的月龄和具体发育情况，可以打乱洗澡的顺序。

宝宝皮肤日常护理小常识

宝宝皮肤比成人细腻娇嫩，有着更多的感觉受体、气孔和脂肪腺，每平方厘米的毛囊也比成人多，这意味着宝宝皮肤的吸收能力比成人强。因此，护理宝宝娇嫩的皮肤时一定要格外小心，护肤品也要用最纯净温和的。

应尽可能给宝宝穿棉质的衣服。尼龙衣服会妨碍皮肤的自由呼吸，而且会阻断皮肤和从天然植物中提取出来的油、霜或者淋浴用品的接触。而有些尼龙衣物原料是从原油中提取出来的，会堵住皮肤的气孔。

如果宝宝喜欢水和洗澡，洗澡将会成为他一天当中非常美好的事情。也有的宝宝不喜欢洗澡，洗澡时会尖叫、吵闹和踢腿。如果宝宝不喜欢洗澡，每次都应该尽可能快地给他洗完，即使只洗1分钟也可以，等他慢慢地熟悉水后，会喜欢在水里的感觉。

宝宝身体的重要部位要保持清洁。每次换尿布时，都要把肛门擦干净。还要用温开水蘸湿棉布，轻轻地把他的小脸擦干净，然后再用另一块棉布把小嘴、鼻子、眼睛和耳朵擦干净，尤其要注意颈部的洁净，因为颈部的皱褶，很容易堆积喂奶时滴落的乳汁和残留的呕吐物。还要擦干净其他可能堆积脏东西的地方，如腋窝、耳朵后面、大腿根部、手掌等。

宝宝肌肤的四大问题护理对策

痱子：夏天出汗多，小宝宝的汗腺容易堵塞产生痱子，痱子其实是汗腺的轻度发炎，初起时皮肤发红，然后出现针头大小的红色丘疹或丘疱疹，密集成片，其中有些丘疹呈脓性。生了痱子后剧痒、疼痛，有时还会有一阵阵热辣的灼痛。痱子多出现在颈、胸背、肘窝、腘窝等部位，宝宝可发生在头顶、前额等多汗部位。

护理对策：保持房间的通风和凉爽，不要穿得太多，用温热的水洗澡，保持皮肤的干爽。如果痱子症状持久、不能缓解，应去医院诊治。

红屁股：又叫“尿布疹”。最初，一些细心的妈妈可以在宝宝臀部发现两块胭脂样的红晕，继而出现丘疹、脱屑或小水疱，厉害时会有脓包、破皮及溃疡，同时也会逐渐蔓延到大腿内侧、会阴等处。这时候，宝宝变得爱哭闹，表现不安、烦躁，睡不踏实。

护理对策：要及时更换尿布，每次换尿布时，要用温水洗净宝宝的臀部，不要用香皂或过热的水，应给宝宝涂抹婴儿护臀膏，最好在医生的指导下用药治疗和加强护理。

湿疹：湿疹没有固定发病部位，哪儿都可能滋长，但1岁以内的小儿容易发生于头、面部。湿疹病因不明，一部分婴幼儿湿疹与食物过敏有关，湿、热、摩擦是加重因素。湿疹是复发性疾病，没有所谓去根的药，大多数孩子1岁以后会自愈。

护理对策：天热的时候，可以适当让宝宝少穿一点。此外衣物长时间与宝宝肌肤接触摩擦，太粗糙的衣服表面会对宝宝皮肤造成伤害，所以应尽可能给宝宝选购棉质的衣物，衣物清洗时最好用宝宝专用的衣物护理剂漂洗，能柔软衣物，减少因衣物摩擦而导致宝宝的皮肤问题。

干燥脱皮：90%的妈妈认为宝宝的皮肤是水嫩完美的。但事实上，宝宝的皮肤抵御外来侵犯的屏障功能比成人更弱，超过60%的宝宝皮肤容易干燥。因为宝宝皮肤的厚度只有成人的2/3，而且宝宝皮肤的细胞间隔更大，所以它的失水速度更快。事实上，3～6个月的宝宝皮肤的失水速度是成人的4倍。宝宝的补水功课应该要远远超过妈妈。如果不及时为宝宝进行适当的额外呵护，宝宝的皮肤就会出现问题。

护理对策：可以将少量的婴儿油或者润肤露，轻柔地抹擦在干燥的皮肤表面，保持湿润，使症状得以缓解。

刘大姐讲故事

小燕子出生在天气比较冷的初冬季节，还没有供暖。小燕子出生时皮肤的分泌物比较多，导致头痂和胎脂都很多。家里人害怕在这个季节里孩子冻着，给她穿得很多，还盖着挺厚的被子，结果宝宝大冬天就捂出了一身的痱子，因为火气大，眼角的眼屎比较多，右眼格外严重，都发红感染了。大人不懂如何护理，用手给宝宝擦眼屎，擦过右眼又来擦左眼，结果左眼也被感染了。我来到小燕子家，针对这些问题一一指导解决。我耐心地告诉小燕子的父母：小宝宝的体温调节机能还不是很完善，不能冻着但也不能给她穿得太多捂得太厚。给宝宝洗澡的时间我选在了一天中气温比较高的中午时间。要是屋里的温度还达不到令小宝宝舒适的27℃左右，我会开一会儿屋里的空调预暖一下。针对小燕子头痂很厚的情况，在给她洗头前一个多小时先用香油滋润她的头皮，这样连续几天，经过4～5次的香油滋润再加上洗头时的浸润，头痂就自然脱落了。在帮小燕子洗澡前，先用棉棒清理掉她的眼屎，再用小毛巾洗眼睛，并叮嘱她的爸爸、妈妈一定不要用手碰宝宝的眼睛。洗完后蘸取少量“托百士”（一种眼药水）滴在小燕子发炎的双眼周围，很快小燕子大大的眼睛不再有眼屎，感染也痊愈了。小燕子一开始洗澡时，洗脸、洗头这两个步骤还是很配合的，但到了把她放进浴盆洗身子时就开始哭闹了。我改变了洗身子的顺序，先反过来给她洗背洗屁股，再洗前面的颈部、腋窝、前胸等，她就很享受地配合起来。

刘大姐支招

新手爸爸、妈妈在给宝宝洗澡时，即使事情再多，再忙再乱，也要在临给宝宝洗澡前测定水的温度，一定不能烫着或凉着小宝宝。每个宝宝的实际情况不尽相同，可以根据季节和宝宝的实际情况稍微调整，确保水温达到宝宝舒适的程度。宝宝洗澡时可以在他的肚子上搭一块小毛巾，这样会使宝宝舒适有安全感。洗澡可以有效地减少湿疹的发生，但老一辈用奶水给小宝宝洗脸的做法非常不可取：奶水会堵塞小宝宝娇嫩的皮肤毛孔，没有湿疹的会由此得上湿疹，有湿疹的宝宝会由此更加严重，一定要注意！用大人洗脸的方法给小宝宝洗脸也是非常不可取的，这样很容易呛着小宝宝。在洗澡时，要多同宝宝交流，洗到哪个部位就可以温柔地重复几遍部位的名称，建立起小宝宝对五官和身体其他各个部位的认知和协调能力。此外，一定要护好小宝宝的耳朵，千万不能进水。新手爸爸、妈妈如果感觉手法不熟练可以暂时先不给小宝宝翻身洗。娴熟的手法配合温柔的语言、愉悦的面部表情都会使小宝宝对洗澡由适应到喜欢再到享受，这是一个循序渐进的过程，爸爸、妈妈一定要有耐心！

专家点评

痱子也叫“汗疹”“热疹”，在宝宝过热的时候出现。炎热、潮湿的天气容易引发痱子，但冬天如果给宝宝捂得太多也可发生。宝宝长痱子后，要精心护理。首先，要给宝宝降温，解开或脱掉衣服把他带到通风、阴凉的地方，放在棉质毛巾上以助于吸汗，或用温水盆浴；夏天可开空调或风扇，但不要直接吹到宝宝。多给宝宝吃清淡、易消化的食物，以及新鲜蔬菜、水果汁或泥等，以减少皮肤的过敏反应。

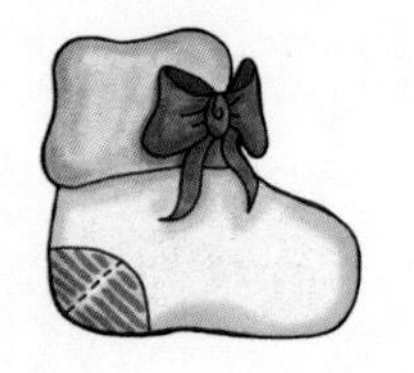

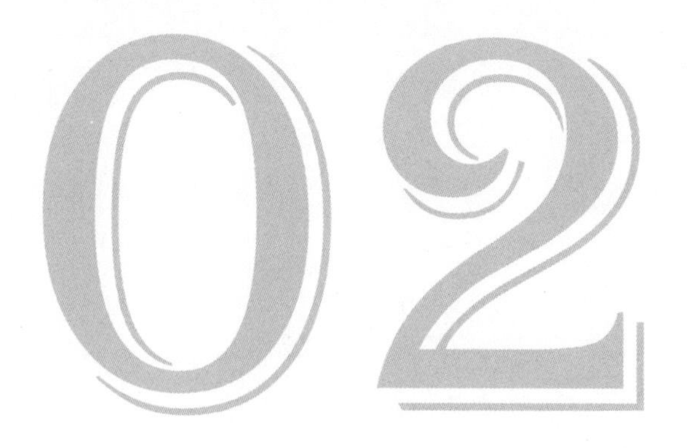

宝宝抚触篇

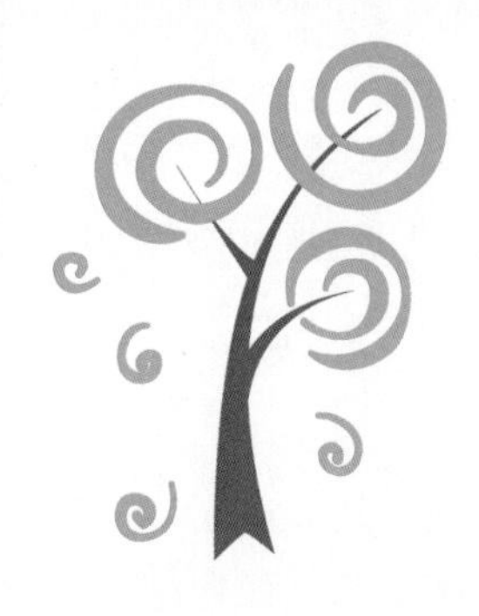

宝宝抚触好处多多

抚触不是可有可无的，而是宝宝必要的一种运动。在西方，自19世纪就有人开始给婴幼儿进行抚触，并发现抚触对宝宝的肌肉、神经的发育大有益处。20世纪，哈洛博士著名的实验震惊了心理学界。他发现，饥饿的小猴子宁可选择抚摩母猴替代物品（一个毛织物）而不选择食物。幼猴在不能以任何方式与母猴子接触时，几乎停止了对外界环境的探索，这可能导致其无法适应外界的环境。这个实验强调了解决皮肤饥饿的重要性。1986年美国迈阿密大学医学院建立了世界上第一个抚触研究所，有力推动了全世界对抚触的研究和探索。通过许多人对抚触后宝宝的研究证明，其体格发育的五个方面，即躯体运动、精细运动、认知、语言和社会适应等五个指标都比没有抚触的孩子要优越。所以说抚触对宝宝发育的益处非常大。

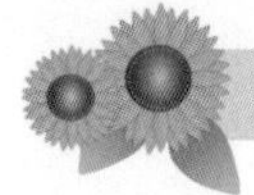

如何培养宝宝的运动能力

爸爸、妈妈知道吗？宝宝的运动能力分为两个部分：一是躯体运动，也叫做大肌肉运动，主要是负责控制身体；二是精细运动，也叫作小肌肉运动或是随意运动。这都需要家长通过适当的引导，来帮助宝宝更好地发挥运动潜能，而这并不会一蹴而就，需要了解宝宝所处的年龄段，以及该阶段需要具备哪些能力，根据他们的自身特点来培养。建议通过每天一个小游戏，在欢乐中帮助各阶段的宝宝发展运动能力。

◆0 ～ 6个月的宝宝

宝宝的运动从头部开始，有些6个月的宝宝已经能够用双手支撑在前面端坐了。

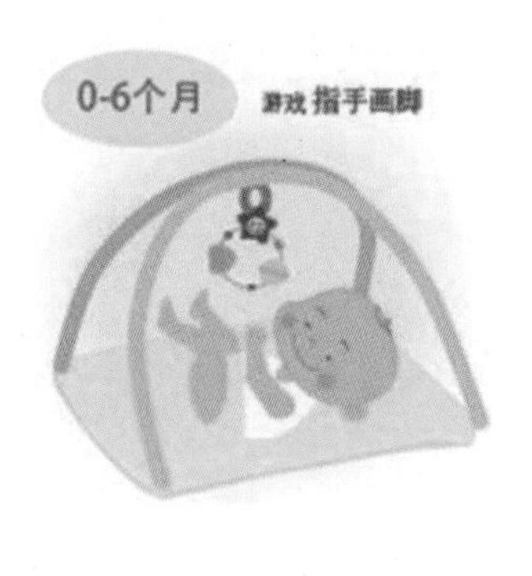

游戏：指手画脚。

方法：把家里的小乐器，如小铃铛系在绳子上，让宝宝躺着，把乐器垂放在其上方，保证他伸手就能碰到。乐器的声音会吸引宝宝的注意，兴奋的同时会抬起小手去碰触。

目的：激发宝宝上半身的运动。

◆6～12个月的宝宝

宝宝的脊椎渐渐变得强韧，对于手部等小肌肉也更有控制意识了。

游戏：足球小将。

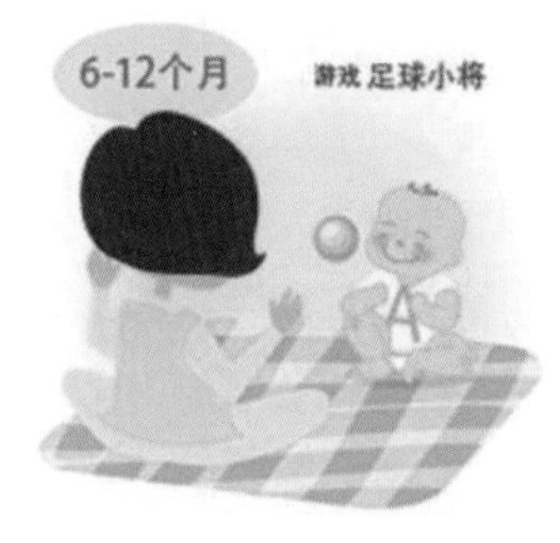

方法：准备一个手掌大的轻质小皮球，和宝宝面对面坐着，先将球滚给他，鼓励他将球捡起来，然后让他以喜欢的方法（踢或是丢）传给家长。

目的：除了上半身，宝宝的腿部力量与协调性也能得到锻炼。

◆12～18个月的宝宝

这个阶段的宝宝可以独立行走，并能及时地调整走和停，蹲和站。

游戏：小厨师。

方法：给宝宝准备一些面团和小模具，让宝宝用各种方式玩面团，如揉、搓、拍等。接着鼓励他把面团扯成大小各异的小团，放进模具里。

目的：“拍”能发挥小手肌肉的力量，而“揉”“搓”等动作可以锻炼宝宝如何运用双手以及手指的协调性。

◆18～24个月的宝宝

宝宝的行动力得到了进一步的加强，他们能走、能跑，甚至会往上跳了。

游戏：爬过通道。

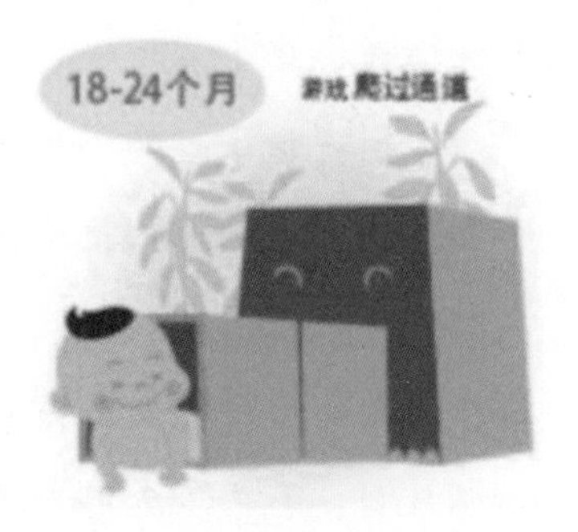

方法：找一些装洗衣机、冰箱等的纸箱子，把两到三个大小不一的箱子前后连着放在一起，鼓励宝宝爬过箱子通道。

目的：促使宝宝调整自己的身体去适应不同的空间。

抚触能够促进宝宝神经系统发育，从而促进生长及智能发育。抚触是益智的，并且开始的月龄越早效果就越显著。新生儿脑重350克，一岁时脑重达950克，增长将近三倍。人脑细胞增殖期从妊娠3个月到1岁之间，脑的结构和功能具有可塑性，年龄越小，脑细胞的增殖和网络化发育越快，但依赖于脑发育关键期内良好适度的外环境刺激。大脑的发育直接关系到宝宝智力的发展。早期抚触就是在宝宝脑发育的关键期给脑细胞和神经系统以适宜的刺激，促进宝宝神经系统发育，从而促进生长及智能发育。皮肤是人体最大的感受器官，是神经系统的外在感受器，这种触觉感受器可将所有感受的刺激通过神经传入中枢神经系统，使大脑皮层对这些冲动进行分析、判断，做出相应的反应。宝宝接受抚触时，其皮肤由于受到不同力度的刺激，传至大脑，进而形成兴奋灶，并在多次的刺激后形成固定的兴奋灶，兴奋灶由神经元构成，再加上它的轴突、树突以及无数个通往其他部分的神经纤维，藉以完成思维、想象和创造等各项心理活动，逐渐促进神经系统发育和智能形成。因此，抚触能促进宝宝的智力发育，尤其是情商的发育和提高。

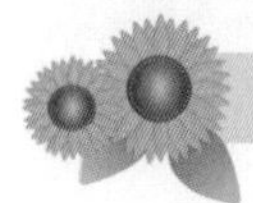

宝宝感知运动发展六阶段

◆反射练习阶段（0～1个月）

新生儿先天具有的无条件反射，通过反复地练习得到巩固和发展。

比如，生后头几天，吸吮反射日益成熟，当母亲的乳头从新生儿的嘴里滑出来时，新生儿能够比第一次吃奶时更容易找到它；同时，吸吮反射还得到发展，由吸吮乳头扩展到吸吮手指或其他物体，并能区别乳头和其他物体。

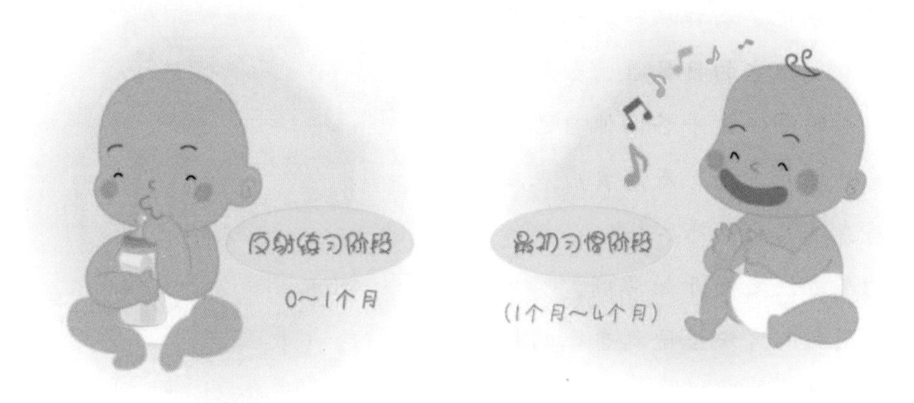

◆**最初习惯阶段（1个月～4个月）**

这个阶段又称初级循环反应阶段。

在这个阶段，宝宝形成了条件反射，即习得性动作。如视和听的结合，用眼睛寻找声源。宝宝偶然有了一个新动作，便一再重复。由于行为和目的还没有区别和分化，所以还不能算作智慧行动。

◆**有目的动作形成阶段（4个月～9个月）**

这个阶段又称二级循环阶段。

从4个月开始，宝宝在视觉与抓握动作之间形成了协调，以后宝宝经常用手触摸、摆弄周围的物体。例如，抓住拨浪鼓使它发出声音，这种动作引起了宝宝的兴趣，于是多次重复该动作。动作和兴趣相互影响，出现了所谓的“循环反应”，这也是主体动作和动作结果

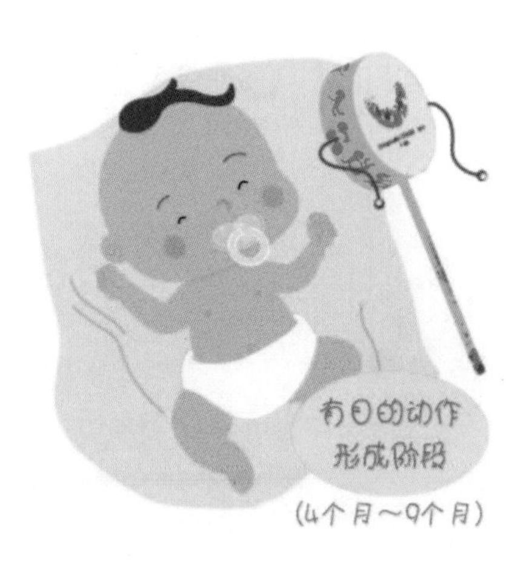

（客体变化）之间的“循环反应”。但这种联系是偶然性的，动作结果和所用方法之间没有分化，因此，只是处于向智慧动作发展的过渡时期。

◆方法和目的分化与协调阶段（9个月～12个月）

在此阶段，动作目的和方法开始分化。动作从一开始就明显地表现出它的目的性，如婴儿拉成人的手，把手移向他自己够不着的玩具方向，或者要成人揭开盖在玩具上的布。同时，动作目的与方法之间开始协调，婴儿开始用新的方法去达到自己的目的。不过，此阶段所用方法都是熟悉的动作。此阶段婴儿还出现了“客体永久性”(即确信眼前消失了的东西仍然存在）概念，能够找到不在眼前的物体，如藏在枕头下面的一个物体。这些都说明了婴儿认识到客体独立于自我而存在，有了比较完备的实际智慧动作，已经处于智慧的萌芽阶段。

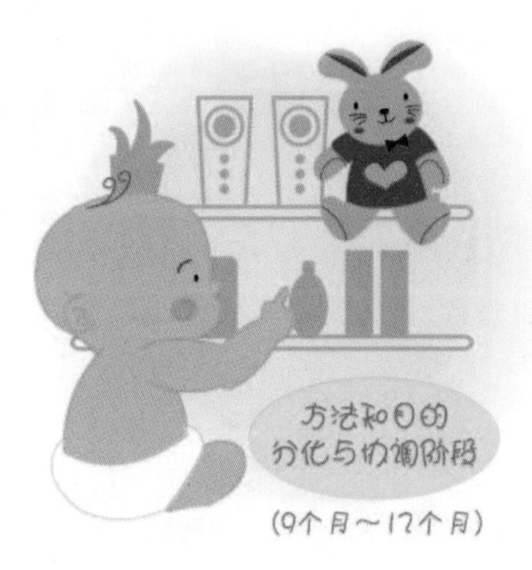

◆感知动作智慧阶段（12个月～18个月）

这一阶段又称三级循环阶段。

这个时期，儿童能够在偶然中发现新的方法，开始探索达到目的的新手段。当儿童偶然地发现某一感兴趣的动作结果时，他将不只是重复以往的动作，而是试图在重复中做出一些改变。通过尝试错误，儿童第一次有目的地解决新问题。例如儿童想得到放在枕头上的一个玩具，他伸出手去抓却够不着，他继续用手去抓，偶然地抓住了枕头，

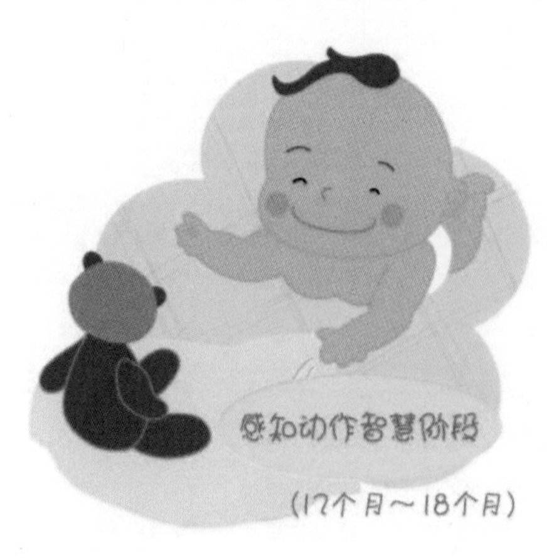

拉枕头过程中带动了玩具，于是儿童通过偶然地抓拉枕头得到了玩具。在这里，对新动作的发现是偶然的。对这种偶然得到的动作结果发生的兴趣，不只是引起了一个简单的循环反应，儿童从此开始对这种情境进行反复试验，不断变换方法，试验的方法似乎或多或少地带有系统性。因此可以说这是智慧动作发展中的一大进步。但是这阶段还没有形成按照一定的目的方向去构成新方法的能力。

◆**智慧的综合阶段（18个月～24个月）**

这个阶段是感知运动阶段的终结和向前运算阶段过渡的阶段。

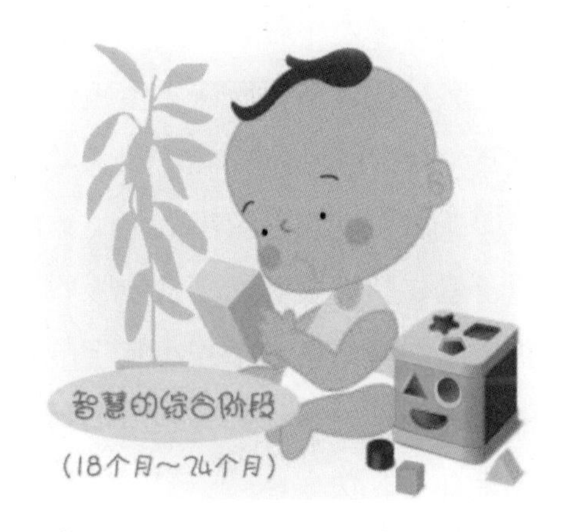

在这一阶段，儿童除了用身体和外部动作来寻找新方法之外，还用头脑内部的动作达到突然的理解或顿悟，也就是“想出”新方法。例如，把儿童玩的链条放在火柴盒内，盒子打开不大，链条能看得见却无法用手拿出。儿童首先使用外部动作，试图打开这个火柴盒（这是上一阶段的动作），失败以后，他停止了动作，细心地观察情况，同时把自己的小嘴缓慢地反复地一张一合，或是用手模仿一张一合的样子。这就是在头脑中进行了使火柴盒的口张开的动作。最后，他突然把手指插进盒口，成功地打开了盒子，取得了链条。这种在头脑中完成的内部动作的出现，说明了产生智力的最初形态，标志着感知运动协调的完成，同时向新的阶段——前运算阶段过渡。

抚触可以刺激宝宝的淋巴系统，减弱应激反应，提高机体免疫力，增强宝宝抗病能力，促进宝宝疾病的康复。抚触能保护宝宝皮肤，减低各种婴儿皮肤病的发病率。抚触可以平复宝宝的情绪，解除烦躁。当小宝宝哭闹时，身体会产生压力激素，这时免疫力会下降；通过抚触可以让小宝宝的压力激素降低，免疫力恢复，情绪放松。抚触可改善小宝宝睡眠，它对于入睡困难、易惊醒、睡眠方式多变等睡眠障碍的宝宝有良好帮助，能够促进宝宝正常睡眠节律的建立，使他反应更灵活。抚触能够增加宝宝对于噪音的承受能力并能够使自己安静下来，免疫系统明显增强，感染减少，而宝宝的脾气也会变得更好，更容易抚慰。

抚触可以增加宝宝的认知和记忆。在给孩子做抚触时，妈妈边抚触边说出抚触部位的名字，久而久之就会增加婴儿对该部位的认知和记忆。如抚触左手时，就说“你的左手呢”。抚触可以广泛接触到宝宝身体的各部位，从而解决了宝宝皮肤饥饿的问题，促进宝宝的肌肉协调，使其全身舒适，心情愉快。

抚触可以改善宝宝的消化系统，增进食欲。抚触可以促进宝宝分泌胃泌素、胰岛素等帮助食物吸收的激素，使机体胃肠蠕动增加，从而增加宝宝的摄奶量，增长小宝宝的体重；抚触能通过人体皮肤的触觉感受器官——压力感受器将刺激沿着脊髓传至大脑，由大脑发出信息，兴奋迷走神经，使人体产生更多的荷尔蒙及胰岛素，这有助于促进宝宝营养物质的消化吸收，使头围、身长、体重增长明显加速。

抚触能促进亲子间的交流，令宝宝感受到爸爸、妈妈的爱护和关怀，知道爱与被爱。因为抚触更重要的一个作用是能够增加亲人和宝宝的情感交流，它能够满足宝宝肌肤渴望亲人爱抚、心理渴望亲人安慰的需求。而这一特点也就要求爸爸、妈妈在给宝宝进行抚触的时候一定要饱含感情，要不停地和宝宝说话，给宝宝亲吻，将自己的情感通过皮肤接触、声音和视觉、动觉、平衡觉综合传递给宝宝，增加和宝宝之间的情感交流。对小宝宝轻柔的爱抚，不仅仅是皮肤间的接触，更是一种爱的传递，可以加深母子（父子）关系。做抚触时，由于妈妈（爸爸）时刻关注宝宝的心理感受，母子（父子）的目光相对，加上甜美的微笑，细声的呵护，再配以优美而有节奏的音乐，给小宝宝一种愉悦而享受的满足感，亲子关系从而得到加强。抚触是爸爸、妈妈送给宝宝的一件无法估价的珍贵礼物，使父母心旷神怡，使宝宝有愉悦感受。经常被爱抚的宝宝长大后更容易拥有自信和乐观的性格。宝宝抚触是人类最初的关怀，柔柔的抚触融入了爸爸、妈妈无限的爱与关怀，使宝宝获得安全感与自信，并具有欢快的情绪。宝宝抚触方法十分简单，不需花费金钱，只要坚持做，肯定会有效果。

宝宝的脑细胞其实并不比成人少，只是细胞与细胞间的网络节点还未联结，因此，世界对宝宝来说是混沌的。改变这种情况需要父母的帮忙，通过触摸他的肌肤，让他不断受到足够的感官刺激，以帮助宝宝的大脑细胞“习惯于”相互传递信息，使宝宝从黑暗世界“解脱”出来。分娩过程中，婴儿通过母亲产道时，全身肌肤受到大力挤压，这就是生命最初的“触觉学习”。有研究表明：与剖腹产的婴儿相比，自然分娩的孩子因为在生命之初经历了这一过程，长大后感觉更敏锐，运动更协调，注意力也更容易集中。已经有足够的证据显示，经常得到温柔爱抚的宝宝，身高体重都增长较快，同时也比较强壮，不容易得病。而缺乏搂抱和抚摸的宝宝，会患上皮肤饥饿症，不但健康状况欠佳，而且长大后容易发生各种问题。最为常见的有两种情况：触觉过敏——一旦与别人发生身体的接触，便十分反感和戒备，甚至掉头就跑；触觉迟钝——从外表上看是完全正常的，能看，能听，也能说，但就是很难与他人建立亲密的关系，因为缺失了触觉情感的敏锐，在某种意义上患有“残疾”。

刘大姐讲故事

我曾经遇到过一个叫欣欣的小宝宝，她的父母都是博士生。由于欣欣的妈妈在医院的血液化验科工作，每天接触的都是些血液异常、病情危重的病人的采样，工作强度，压力大，心情极度压抑。在这些不利于小宝宝发育的因素作用下，刚出生的欣欣特别爱哭，肌肉始终处于高度紧张状态。对此，我给她抚触时手法更细腻轻柔，格外紧张的肌肉部位做抚触的次数适当增加，配合轻缓的音乐和温柔的话语增加她的安全感，很快就缓解了欣欣肌张力偏高的问题。

刘大姐支招

如果宝宝身体或四肢较硬，特别是受到刺激和哭闹时发硬明显，说明肌张力偏高，就要引起注意了。这时需要多做抚触，随着宝宝月龄的增长、神经系统的发育，肌张力就会下降，恢复正常。还可利用俯卧位训练宝宝抬头的能力，方法是：让宝宝趴着，拿一个玩具停在与他的眼睛一般高处，让小宝宝抬头看它；然后把玩具一点一点抬高，让宝宝的视线随着玩具移动。

专家点评

抚触这一全新的婴儿护理理念，于1995年引入中国。它是经过科学指导的、有技巧地对婴儿全身进行抚摸，使婴儿得到感知觉的满足和情感、心理上的安慰，从而产生良好的生理、心理效应。经过长期研究，抚触有助于宝宝的生长发育，减少他们对外界的恐惧，还能增加宝宝的免疫力，让宝宝更健康。同时，婴儿抚触能促进宝宝神经系统的发育，帮助提高宝宝的智商和情商。总之，通过肌肤接触，宝宝能在母亲的抚触中得到心理安抚并感受到被爱的满足，这对宝宝的身心健康和人格发展是非常有益的。

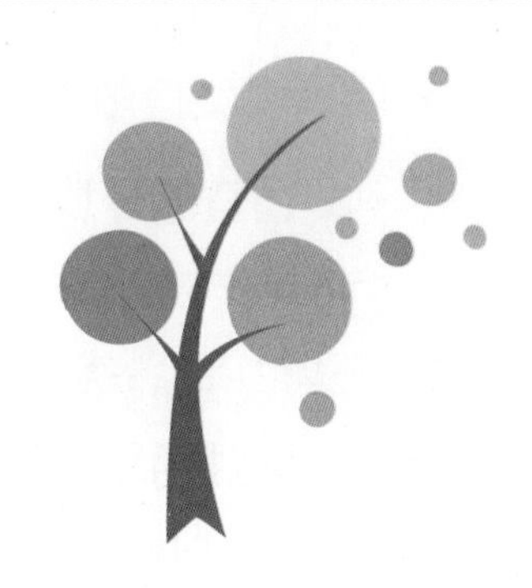

一定要把宝宝抚舒服

抚触前的准备

1. 保持适宜的温度

给宝宝做抚触时室温要保持在26℃～28℃，最低不能低于26℃，同时注意不要有对流风。

2. 抚触时间

选择适当的时间抚触，最好在宝宝洗完澡后进行。若是想要另外选择其他时间来做，一定要在喂奶后半个小时至1小时之间进行。时间长度一般在10～15分钟。

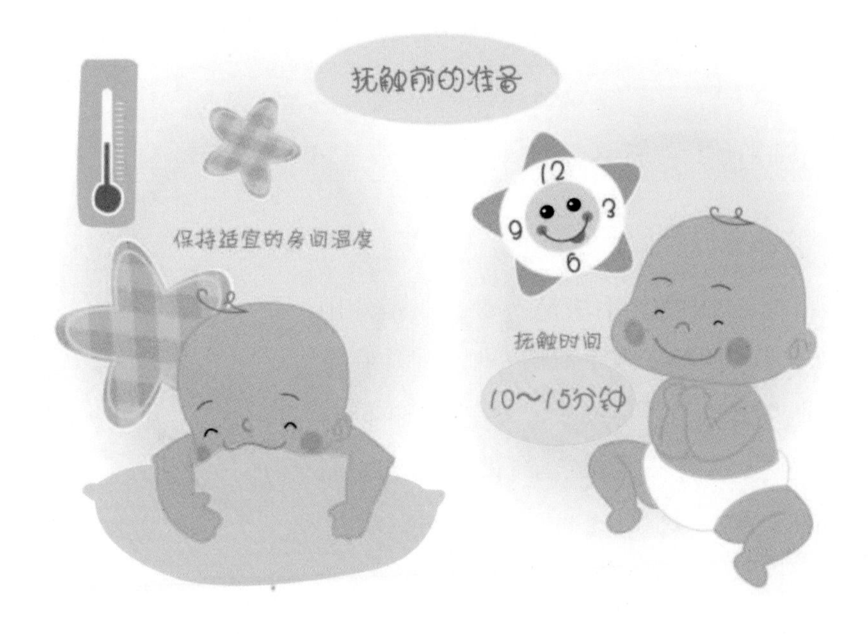

3. 适宜的环境

选择安静清洁的房间，放一些舒缓柔和的音乐，最好是宝宝在妈妈肚子里常听的胎教音乐。

4. 抚触用品

（1）润肤油。做抚触时手上涂抹润肤油能使宝宝感觉更舒适。

（2）隔尿垫。做抚触时要在宝宝身子下面放置隔尿垫，防止在抚触期间小宝宝拉屎尿尿弄脏被褥。

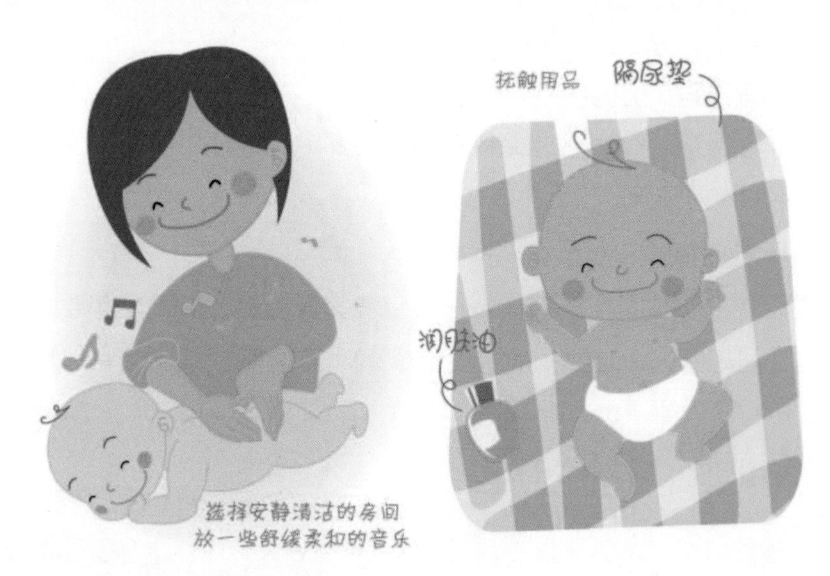

抚触的顺序与手法

1. 脸部

第一步：眼睛。手法是：双手四指分别放在宝宝头的两侧，双手拇指外侧分别放在宝宝两个眼角处，右手拇指从宝宝左眼角推向右眉头，还原；左手拇指从宝宝右眼角推向左眉头，还原。双手拇指交替是一遍，反复四遍。

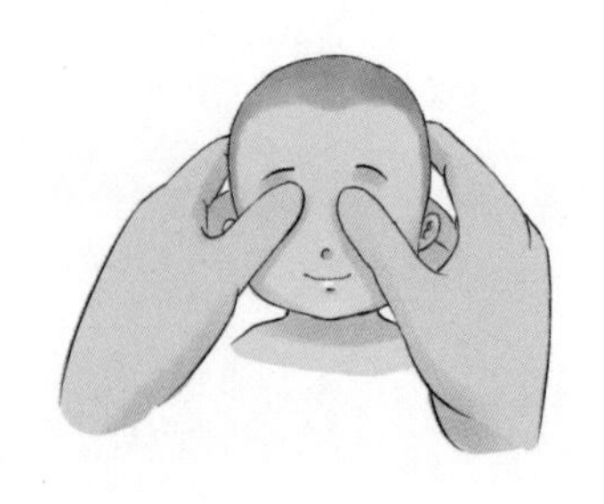

儿歌说唱：宝宝的眉毛弯弯，宝宝的眼睛亮亮，宝宝是妈妈的亲亲。

第二步：额头。手法是：双手四指分别放在宝宝头的两侧。（1）双手拇指尖相对，放在宝宝印堂处，双手拇指同时向两侧分开到太阳穴；（2）双手拇指指尖相对，再从印堂与前发际中间一点同时向两侧分开到大发际；（3）双手拇指指尖相对，从前发际线中间一点同时向两侧分开到小发际。

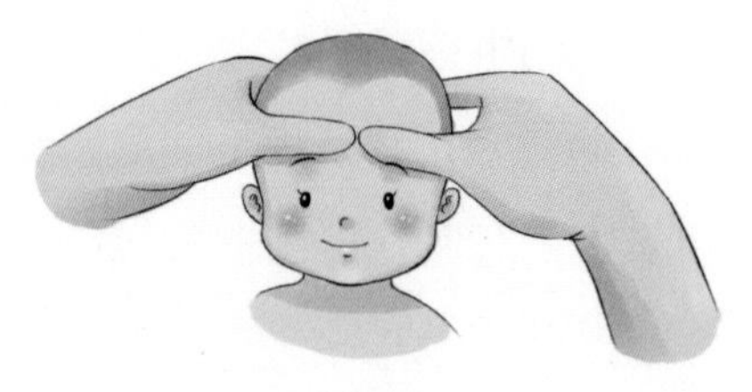

（1）（2）（3）为一遍，反复四遍。

儿歌说唱：小脸蛋，真可爱，妈妈摸摸更好看！

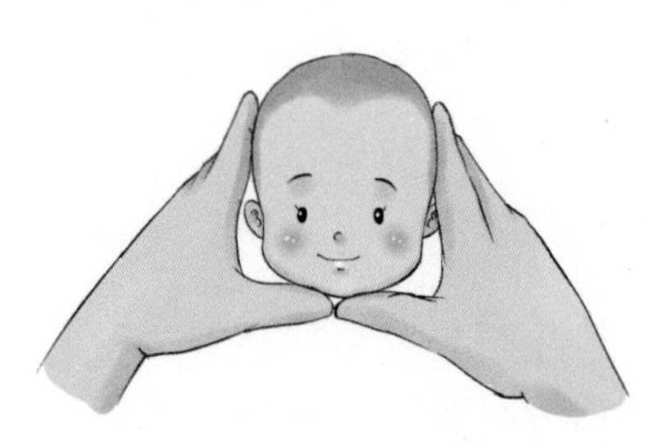

第三步：拉微笑肌。手法是：双手四指分别放在宝宝头的两侧。（1）双手拇指指尖相对放在宝宝下颌中心点，双手拇指同时向两侧推到耳根；（2）双手拇指指尖相对放在承浆穴处（当颏唇沟的正中凹陷处）。两手拇指同时向两侧推到耳根。

（1）（2）为一遍，反复四遍。

儿歌说唱：宝宝的鼻梁高高，宝宝的脸儿胖胖，宝宝是妈妈的亲亲。

2. 头部

第一步：左手将头托起，右手成半握拳状，以中指为着陆点放在发际中心点，中指从前发际中心点向后经百会穴、后脑门向下到第七颈椎再滑向耳后根。

第二步：中指从小发际滑向后脑门垂直到第七颈椎，再滑向耳后根。

第三步：以中指和拇指为着陆点，拇指在耳前，中指在耳后放在耳尖处，其余手指与中指并拢，中指和拇指从耳尖捋到

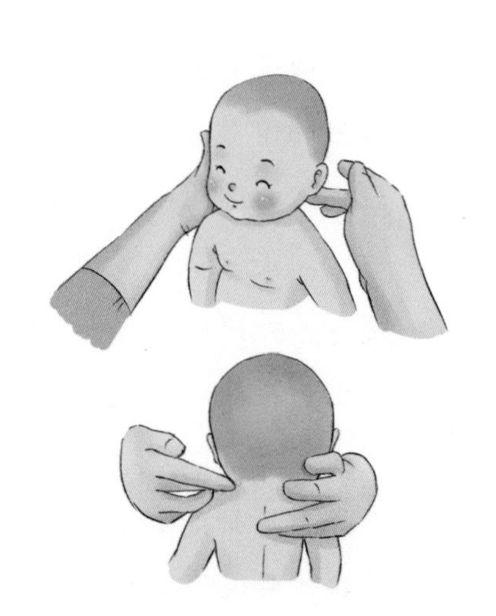

耳垂，两手指轻轻揉捏耳垂。

第一、二、三步是一遍，反复四遍，做完宝宝左侧再做宝宝右侧，右侧手法与左侧一样。

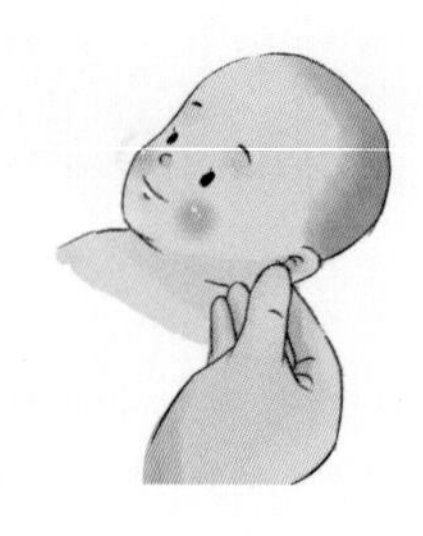

儿歌说唱：小耳朵，拉一拉，妈妈说话宝宝乐。

刘大姐讲故事

一般来说，我们都是给宝宝洗完澡以后再做抚触，但是有的宝宝不喜欢这个顺序，喜欢先做抚触再洗澡，尤其是早产儿。我2013年护理的一个叫南南的宝宝就是如此。她比预产期早产了差不多一个月左右，出生以后特别没有安全感，喜欢大人搂抱她，不喜欢一个人待着，哪怕睡觉身边也一定要有人。大部分孩子在出生15天以后都会逐渐喜欢上洗澡和抚触，可南南却还是哭闹。我想这孩子这么缺乏安全感，就先给她抚触吧。在充分的身体按摩和接触以后，南南的情绪逐渐稳定，再去洗澡就一点儿也不哭闹了。对于这种缺乏安全感的宝宝来说，抚触是缓解他不良情绪的非常有效的方法，宝宝在爸爸、妈妈温柔的触摸下会增加安全感，也有利于亲密的亲子关系的建立。

很多宝宝在刚开始接触抚触的时候，都有一些不适应的表现，用他的身体语言拒绝抚触。其实这种拒绝不是宝宝真正的想法，在宝宝的潜意识里他还是非常喜欢跟爸爸、妈妈有亲密的皮肤接触的。但是由于宝宝在子宫里待得时间很长，对子宫外的环境不是很适应，对摸他的感觉也不是很适应，才会有不太愿意的表现。一旦他适应了外部环境，就会逐渐喜欢上抚触。在我带的宝宝中几乎所有的宝宝在15天以后都会非常享受抚触的过程。我印象最深的宝宝就是小莆莉，小莆莉在一开始也不太喜欢我给她做抚触，我一把手放在她头上，她两只小手就下意识地推我。但是随着渐渐长大，她越来越喜欢，尤其是喜欢我给她做“笑脸”这个动作，我每次一给她做，她就笑得很开心，就像给她点了笑穴似的，嘴都合不上，而且做完一个强烈我要求再给她做一个。如果我不理她继续往下做，她就不高兴。所以家长要坚持给孩子做抚触，把爱传递给孩子，孩子也会逐渐爱上它。

刘大姐支招

抚触能很好地帮助宝宝的右脑发育。人的左右脑有分工，左脑分管语言、数学、物理等较理性的领域，右脑分管艺术，包括舞蹈、音乐、绘画等。现在右脑教育的重要性已经开始得到普遍重视，所以在能分清左侧和右侧的抚触动作处，左侧比右侧多做一些，持续的抚触可以帮助小宝宝右脑的发育。

专家点评

以上讲得非常详细，抚触前要做好充分的准备，保持适宜的房间温度，选择适当的时间，开始时动作要轻柔，逐渐增加压力，使宝宝慢慢适应按摩，同时注意与宝宝目光的交流、语言的沟通，可播放一些轻音乐，使母婴保持愉快的心情。

3. 胸部、腹部

胸部。手法是：双手四指放到宝宝身体两侧肋骨下沿，提拉放松一下肋部肌肉，右手反手从宝宝左侧肋旁向宝宝右肩方向滑行，食指、中指到乳头处分开避开乳头（新生儿出生后乳头处有奶核，是因激素水平造成的，随着月龄的增大激素慢慢下降奶核会消失），推向右肩部后返回左肋部。左手再从宝宝右肋推向左肩部后返回右肋部（到乳头处也要避开乳头），十字交叉两手交替为一遍，反复四遍。

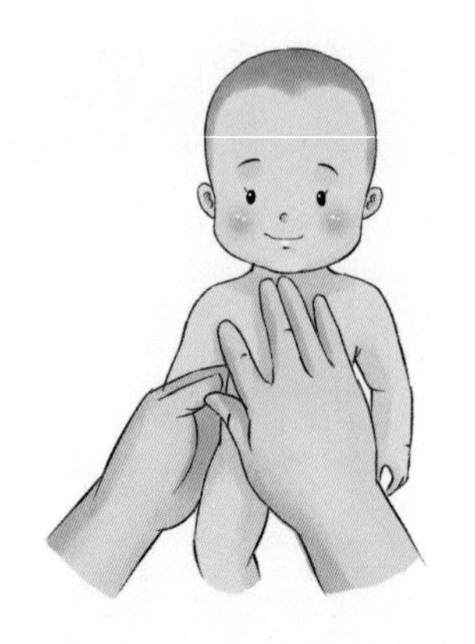

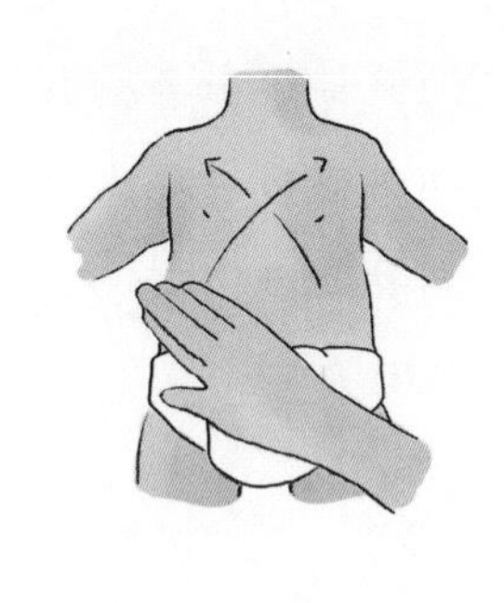

儿歌说唱：一二三，宝宝长；三二一，宝宝壮。

腹部。手法是：右手从宝宝脐部右侧到左侧画半圆，左手接右手在脐下画半圆，双手顺时针在脐部交替画圈（注意宝宝脐痂没掉时要用空心掌避开脐痂）。一圈一遍，反复四遍。

儿歌说唱：圆圆的肚子在这里，宝宝的肚子在这里，妈妈的两手滑又润，按着小肚子转圈圈。

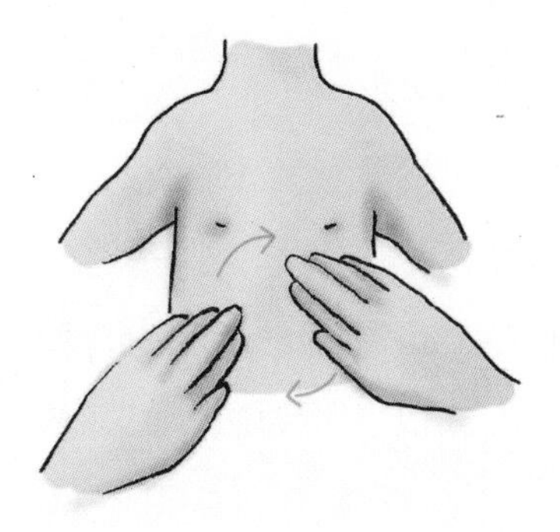

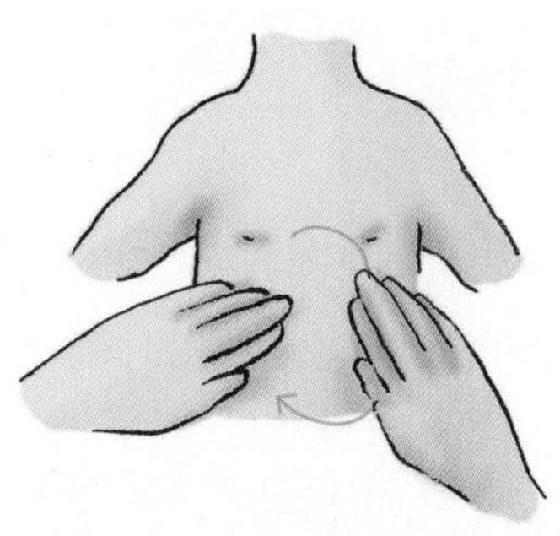

4. 上肢

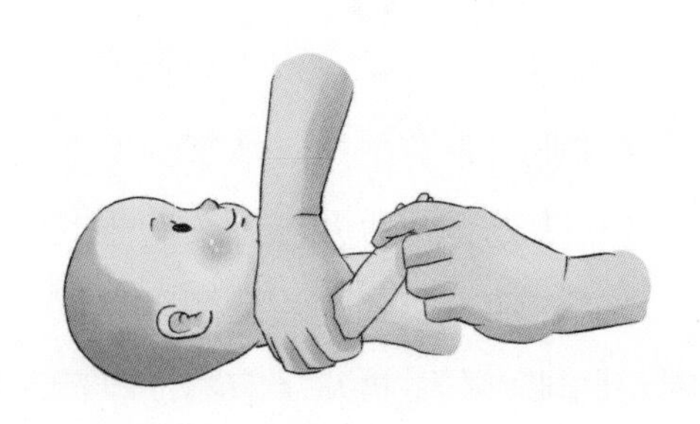

先捋：左手托住宝宝右手腕，右手虎口朝下从宝宝肩膀捋到手腕（要把宝宝臂膀包在虎口里）。右手再托住宝宝右手腕，左手虎口朝下从宝宝肩膀捋到手腕，两手交替为一遍，反复四遍。

儿歌说唱：伸伸小胳膊，宝宝灵巧又活泼。

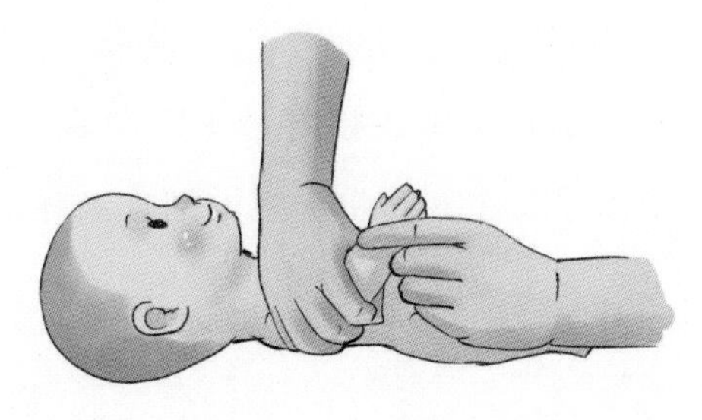

再捏：双手虎口朝下，左手托住宝宝右手腕，右手虎口朝下放在宝宝肩部，轻轻捏一下宝宝肩膀；再从宝宝肩膀捋到肘部，轻轻捏一下宝宝肘部；右手从肘部捋到腕部，再轻轻捏一下宝宝腕部。右手托住宝宝右手腕，左手虎口朝下放在宝宝肩部，轻轻捏一下宝宝肩膀；左手再从宝宝肩膀捋到肘部，轻轻捏一下宝宝肘部；左手从肘部捋到宝宝腕部，再轻轻捏一下宝宝腕部。两手交替为一遍，反复四遍。先做右上肢，再做左上肢，手法一样。

儿歌说唱：妈妈捏捏小肩膀，宝宝长大有力气。

5. 手

顺序是先手心后手背再手指。

手心：双手握住宝宝手腕，两手拇指从掌根部交替推到手尖，从掌根到指尖是一遍，反复四遍。

手背：双手握住宝宝手腕，双手的食指、中指在宝宝手背处，先右手的食指、中指从宝宝的腕部捋到手指，再左手的食指、中指从宝宝的腕部捋到手指。两手交替为一遍，反复四遍。

手指：左手握住宝宝手腕，用右手食指、拇指从宝宝拇指指根关节开始揉捏，从拇指根关节捋向第一指节，揉捏一下第一指关节，再从第一指关节捋向指尖。总之要把宝宝每个手指的关节都要揉捏到。从拇指到小手指是一遍，反复做四遍。做完右手再做左手，手法一样。

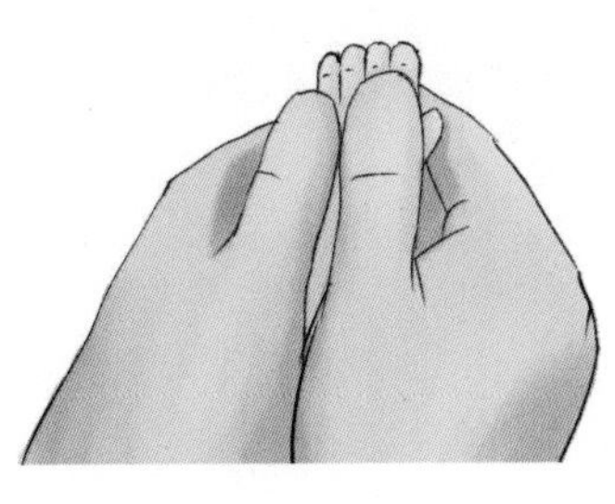

儿歌说唱：动一动，握一握，宝宝小手真灵活。大牛不吃草（拇指），二牛不吃料（食指），三牛不拉车（中指），四牛不上套（无名指），剩下五牛要不要（小指）？

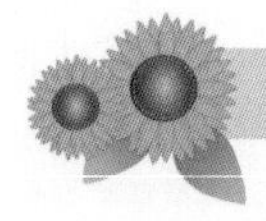

孩子手部经络穴位保健按摩法

小儿特定穴位有“点”“线”“面”，以双手居多，“小儿百脉汇于双掌”。五个指头可以调理五脏，几条线就可以维护小儿健康。

五经是指：拇指—脾经；食指—肝经；中指—心经；无名指—肺经；小指—肾经。

几条线包括：小儿手臂阴面靠中指那条线—天河水；手臂阳面靠拇指那条线—三关；手臂阴面靠小指那条线—六腑。

一、穴位：脾经（脾土）

位置：拇指桡侧面。

操作：①补脾经：使患儿拇指微屈，操作者以拇指面沿患儿拇指桡侧缘向掌根直推。②清脾经：在小儿拇指面上直推。推100～300次。

主治：消化不良，腹泻，呕吐，疳积，四肢无力等。

二、穴位：肺经（肺金）

位置：无名指掌面。

操作：①补肺经：在无名指面上旋推，补200～400次。②清肺经：向指根方向直推，清200～400次。

主治:发热，咳嗽，气喘，胸闷，咽喉肿痛等。

三、穴位：肾经（肾水）

位置：小指掌面。

操作：①补肾经：在小指面上旋推，补200～400次。②清肾经：自小指尖向指根方向直推，清100～200次。

主治：小便赤涩不利，遗尿，尿频等。

四、穴位：肝经（肝木）

位置：食指掌面

操作：①补肝经：在小儿食指面上旋推，补100～200次。②清肝经：由指尖向指根直推，清100～300次。

主治：惊风抽搐、目赤，伤风感冒，脾虚泄泻，肝炎等。

五、穴位：心经（心火）

位置：中指掌面。

操作：①补心经：在小儿中指面作旋推，补100～200次。②清心经：指尖向指根直推，清100～300次。

主治：高热神昏，烦躁，夜啼，口舌生疮，小便短赤等。

六、穴位：板门

位置：手掌大鱼际部。

操作：用拇指端在大鱼际中点按揉，揉200～400次。

主治：食欲不振，四肢乏力，积滞，阻泻，腹胀等。

七、穴位：大肠

位置：食指桡侧边。

操作：①补大肠：用拇指或食、中二指自食指尖向虎口直推。②清大肠：与上面的手法相同，不过从虎口推向指尖，100～500次。

主治：泄泻，痢疾，便秘，腹痛，食积，脱肛等。

八、穴位：四横纹

位置：掌面食指至小指，第二指间关节横纹处。

操作：用拇指指甲依次掐之，然后揉之。掐5～7次。

主治：腹胀，疳积，食欲不振，咳喘等。

九、穴位：小天心（鱼际交）

位置：大小鱼际交接处凹陷中。

操作：用中指端揉或用拇指指甲掐之，30～50次。

主治：惊风，抽搐，烦躁不安，小便赤涩，目赤肿痛等。

十、穴位：一窝风

位置：手腕背侧，腕横纹中央。

操作：用拇指或中指端按揉，揉50～100次。

主治：腹痛，伤风感冒，惊风等。

十一、穴位：六腑

位置：前臂尺侧，自肘关节至腕横纹呈一直线。

操作：用拇指面或食、中二指面自肘推向腕，推100～500次。

主治：一切热征。高热，烦躁，咽喉肿痛，大便干燥，鹅口疮，腮腺炎等。

十二、穴位：内八卦

位置：在掌心内劳宫四周。

操作：用拇指或中指腹作顺时针方向运转，称运内八卦法，50～100次。

主治：胸闷，腹胀，呕吐，食欲不振，咳嗽。

6. 下肢

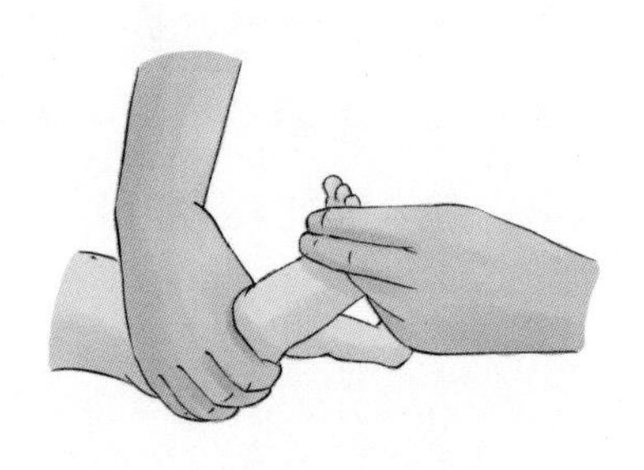

先捋。左手托住宝宝右脚，右手虎口朝下从宝宝髋关节捋到脚踝（要把宝宝髋部包在虎口里）。右手再托住宝宝右脚，左手虎口朝下从宝宝髋关节捋到脚踝，两手交替为一遍，反复做四遍。

再捏。双手虎口朝下，左手托住宝宝右脚，右手虎口朝下放在宝宝髋关节，轻轻捏一下宝宝髋关节；右手再从宝宝髋关节捋到膝关节，轻轻捏一下宝宝膝关节；右手从膝关节捋到踝关节，再轻轻捏一下宝宝踝关节。右手托住宝宝右脚，左手虎口朝下放在宝宝髋关节，轻轻捏一下宝宝髋关节；左手再从宝宝髋关节捋到膝关节，轻轻捏一下宝宝膝关节；左手从膝关节捋到踝关节，轻轻捏一下踝关节。两手交替为一遍，反复四遍。先做右下肢，再做左下肢，手法相同。

儿歌说唱：宝宝会跑又会跳，爸爸妈妈乐陶陶。

7. 脚

顺序是先脚心后脚背再脚趾。

脚心。双手握住宝宝脚踝，两手拇指从脚根部交替推到脚趾尖，从脚跟到趾尖是一遍，反复四遍。

脚背。双手握住宝宝脚踝，双手的中指、食指在脚背处，先右手的食指、中指从宝宝脚背处捋到趾尖；再左手的食指、中指从宝宝脚背处捋到脚趾尖。两手交替从脚背处捋到趾尖是一遍，反复四遍。

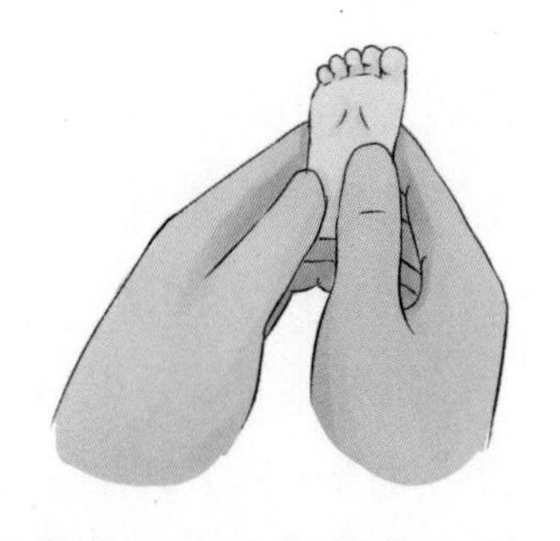

脚趾。左手握住宝宝脚腕，用右手食指、拇指从宝宝脚拇指指根关节开始揉捏，从脚拇指指根关节捋向第一指节，再揉捏第一指关节，再从第一指关节捋向趾尖。总之要把宝宝每个脚趾的关节都要揉捏到。从拇指到小脚趾是一遍，反复做四遍。做完右脚再做左脚，手法一样。

儿歌说唱：妈妈给你揉揉脚，宝宝健康身体好。

刘大姐讲故事

小宝宝天天出生后，护理时我发现他的左右两脚都有点足内翻，每天在给他做抚触的时候，我都会在他的脚部多按揉一会儿，通过两三周的坚持，发现小宝宝的两个脚几乎看不出来内翻的情况，待到产妇出月子42天查体时，天天已经不存在足内翻的问题了。

新生儿两足有内翻现象不足为怪，这是由于胎儿在子宫内时两足受压，肌肉力量发育不平衡所致，并不是畸形。检查时足的内侧软组织是较松弛的，一般在生后几周内通过脚部多加抚触就能逐渐恢复正常。此现象应注意与先天性足畸形，如马蹄内翻足加以区别。马蹄内翻时，足内侧软组织较紧，足向足背弯曲的动作受限，应及时就医，做矫正治疗。

专家点评

由于胎儿在宫内活动受限，足部受压，肌肉发育不平衡，往往造成出生后双足或单足内翻，一般经过保守治疗，如按摩、手法矫正等，都能恢复正常。但是应注意与先天性足畸形加以区分，最好去医院看医生，以明确诊断。

8. 背部、臀部

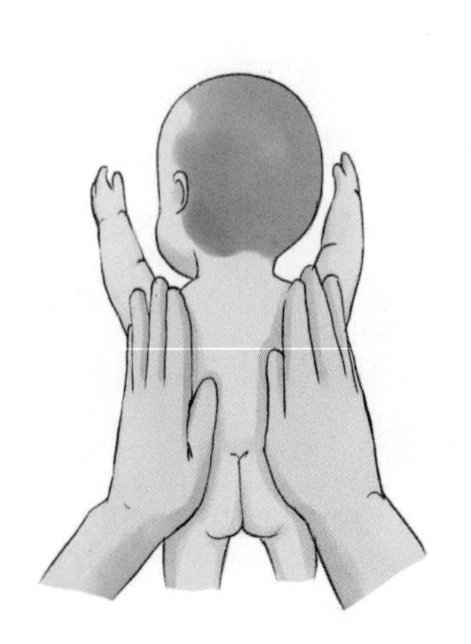

推背部。双手以脊柱为中心向两侧推。分肩、后脊中间、腰部三步。第一步：双手四指以大椎穴为中心放在大椎穴两侧，然后向两侧分开到肩的边沿。第二步：用双手四指以脊柱为中心放到大椎与腰椎中心的后背中间两侧，然后向两侧分开到背的边沿。第三步：双手四指以腰椎为中心放到腰椎两侧，然后向两侧分开到腰的边沿。三步为一遍，反复四遍。

儿歌说唱：妈妈给你拍拍背，宝宝背直不怕累。

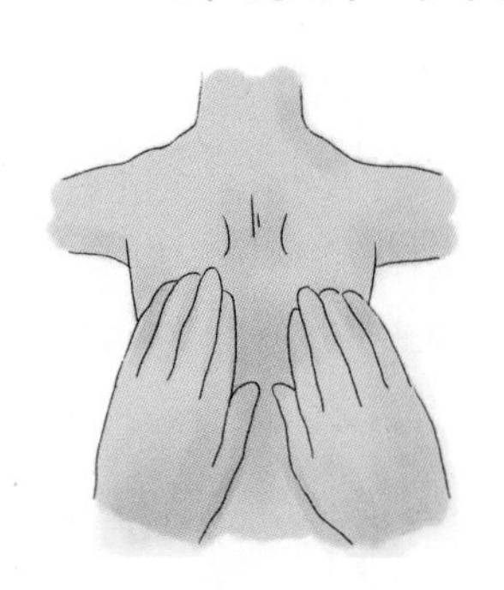

捋脊椎。以右手中指、食指、无名指为着陆点，从第七颈椎沿脊柱向下到腰椎（肾俞穴），三个手指轻轻按揉一下腰椎，并对宝宝说："宝宝抬头。"这样刺激宝宝中枢神经对宝宝的颈部肌肉和背部肌肉发育有利。同时，发出信号让宝宝抬头，宝宝看到了室内不同的物体，增加了他的视野，从而使宝宝的智能得到一定的开发。从第七颈椎到腰椎为一遍，反复四遍。

儿歌说唱：小后背，软绵绵，宝宝笑得甜又甜！

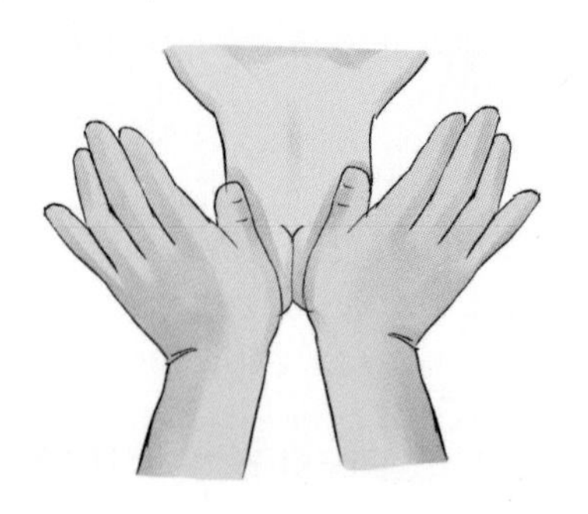

揉臀部。用双手大鱼际放在宝宝两个臀部处，右手顺时针，左手逆时针轻揉宝宝臀部，一圈一遍，反复四遍。

儿歌说唱：摸摸屁股真勇敢，宝宝长大最能干！

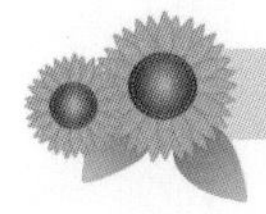

一个月的孩子应该注意哪些训练

运动能力

每次喂奶后，要将孩子竖抱，轻拍背部，预防吐奶。然后让头部直立几秒钟。在孩子空腹时，让孩子趴在床上，逗引他抬头，反复几次。也可以把两手放在孩子两侧，用大拇指卡在腋下，其余手指托住头部，把孩子竖起来，让脚底接触桌面，孩子会做出踏步的动作。把手指放到孩子的手掌中，让他紧握，并轻轻地拉。还要经常适当地摇抱孩子，总之不要整日把孩子放在床上不动。

感觉能力

拿一个红球在孩子眼睛上方二十厘米处，上下左右慢慢移动，让孩子的眼睛追随红球。用铃铛在距孩子头部二十厘米处上下左右慢慢移动，训练孩子的听觉。也可给孩子听轻音乐。用浸过乳汁的毛巾放在孩子头部一侧，孩子会转过头来闻。孩子睡醒后，要抚摸孩子的全身皮肤，并和孩子说悄悄话。出生二十天以后，可以把孩子抱出去进行空气浴，可以在孩子两顿奶之间喂一些煮熟的菜水，让孩子品尝丰富的味道，刺激味觉。

语言能力

经常对孩子说话，但不要声音太大，因为新生儿的听觉很脆弱，但也不能太安静，或整天不理孩子。逗孩子笑，经常给孩子微笑的表情，注视孩子的眼睛。孩子发出“咿呀”的声音时，要给孩子积极的回应，还可以让孩子适当地哭一哭。

行为能力

在孩子的床头上部，挂一些可以摇动和发出声音的玩具，让孩子四肢随之舞动。经常在孩子周围走动，让孩子追随你。定时把大小便，并发出“嗯……”“嘘……”的声音，形成条件反射。孩子在出生后的第一个月主要是适应外界环境，发育各种感觉器官，因此要给以适当的活动，尤其是抚摸孩子的身体各部位，发展其触觉，是很重要的。同时要有适当的光线刺激孩子的视觉，用说话、听音乐等方式刺激他的听觉。

以下活动可反复做，1月龄后还可以继续做。

• 身体检查

游戏目的：让家长细心观察孩子身体在活动时的反应，还可通过抚摸身体各部分来发展孩子的触觉。

游戏内容：（1）家长用手臂托住孩子的头轻轻抱起，看看孩子能否将头由一侧转向另一侧，如果不能，家长可用手轻轻地将孩子的头左右转动，这有利于孩子尽早看到两侧的人和环境。（2）妈妈将手指放在孩子的手心，看看他会不会紧紧地握住，这种紧握是孩子生理方面的条件反射。当家长抱孩子时可随时摆弄他的小手，将手指轻轻抚摸让其伸直。（3）将孩子的上肢和下肢分别轻轻拉起伸直，看看他有什么样的反应。同时家长用手轻轻抚摸他的四肢，让孩子觉得舒服、愉快。

出生不久的婴儿对移动的物体是比较敏感的，通过以下活动可以发展婴儿的视觉能力。

• 开合窗帘

游戏目的：通过这种活动可以锻炼孩子对光刺激的反应。

游戏内容：将房间的窗帘反复几次开合，也可以反复将房间的台灯打开，或者打开手电照射墙壁，看看孩子是否将头轻轻转向光线的方向。

游戏提示：（1）阳光和灯光都不能直射孩子的眼睛，以免眼睛受伤。（2）在做这项活动的同时，妈妈可以同孩子说话或者哼哼歌曲，有助于对视觉的刺激。

• 铃儿响叮当

游戏目的：发展孩子的视觉、听觉能力。

游戏内容：拿一个漂亮的摇铃或类似的玩具，在孩子的视线内摇动，家长同时左右移动，看看孩子的眼睛是否能跟着看。

游戏提示：如果孩子没有什么反应，您也不要着急、担心，同为在

1个月之内孩子的发育程度是不一致的，有快有慢，只要您耐心地重复做下去，孩子很快就有反应。

• 玩具悬挂

游戏目的：发展孩子的视觉。

游戏内容：（1）拴一根彩绳，彩绳上每隔10~12厘米系一个小玩具（或用过的小盒、小线团等都可以）。（2）悬挂的玩具要在孩子的视线之内，而且可以移动，能够发出声响的最好。家长可以移动悬挂的玩具吸引孩子来看，以发展他的视觉。

游戏提示：应该注意的是悬挂的物体不要固定在一个地方不动，以防孩子的眼睛发生对视或斜视。

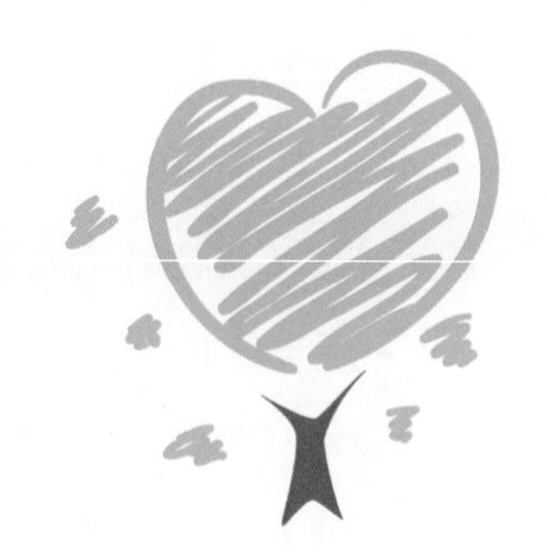

宝宝抚触的注意事项

1. 抚触时先观察宝宝皮肤的情况

皮肤如有破溃不宜抚触，以免增加小宝宝的疼痛，但可以抚触其他完好的部位。

2. 开始前小宝宝啼哭时应寻找原因，不应抚触

如抚触中间宝宝有不高兴情绪或哭闹时，应暂停这一步转到下一步，如仍啼哭不止则应终止抚触，待抱一会儿或睡上一觉，宝宝情绪好时再做抚触。

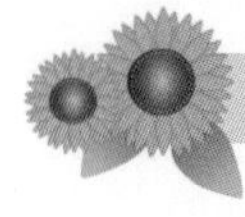

宝宝哭闹原因及安抚办法

小宝宝哭闹的原因

原因一：宝宝饿了

- 哭声短而有力，比较有规律，渐渐急促。
- 3～4个小时需要喂奶一次，间隔时间不能太久。
- 经常隔1～2小时就哭闹，有可能是一次性奶量不够。

原因二：尿布湿了

- 如果纸尿裤太沉，小宝宝会很不舒服的。
- 如果有红屁股的现象，抹点护臀霜。
- 衣裤如果湿了，一定要及时更换。

原因三：宝宝身上有异样

- 小宝宝是不是出疹子了。

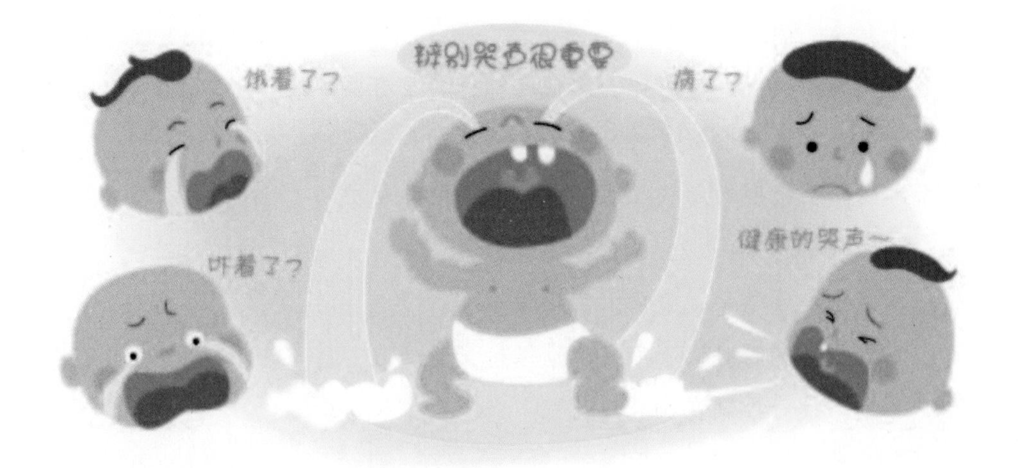

- 打预防针的地方是不是有红肿现象。
- 有没有被蚊虫叮咬。

原因四：情绪宣泄

- 几声缓慢而拖长的哭声打头阵，声音较低，发自喉咙。
- 经常陪小宝宝玩耍，消除他的寂寞感。
- 一般情况下，抱起来就没事了。

原因五：宝宝鼻子不通畅

- 宝宝鼻子容易堵塞，需要经常清理。
- 可以借助小工具，比如小棉签、吸鼻器等。
- 使用工具时一定不能太深入，避免弄伤小宝宝。

原因六：消化不良　引起腹胀

- 来得突然，第一声又长又响，之后屏息，接着大哭。
- 摸摸小肚子会是硬邦邦的。
- 可以吃一些助消化的药物。

原因七：宝宝穿得太多或太少

- 要根据室内的温度及时给宝宝增减衣物。
- 穿得太多或太少都会让宝宝感到不适。
- 原则上宝宝的衣服和大人同步即可。

原因八：宝宝想睡觉了

- 哭声不太大，有规律，比较缠绵，甚至有些不安。
- 让宝宝做一些缓慢的或有节奏的运动。
- 讲一些抚慰的话帮助宝宝放松或让他睡觉。

原因九：周围环境、温度令宝宝舒适

- 家中过于嘈杂，会让宝宝烦躁不安。
- 宝宝睡觉的时候一定要尽量保持安静。
- 室温最好控制在26℃～28℃。

如何安抚哭闹的小宝宝

襁褓法

有人认为紧紧包裹起来会让小宝宝哭得更厉害，其实不然。因为小宝宝在妈妈的子宫中是被紧紧包裹着的，所以一旦胳膊被包裹起来，他们会更有安全感。

做法：襁褓包裹小宝宝也有技巧，不要把宝宝全身垂直包住，包成“蜡烛包”。应该尽量把宝宝的手臂裹紧，而把腿放松，否则会影响宝宝髋部发育。

侧卧法

小宝宝哭闹时，许多父母习惯把小宝宝仰抱，但仰着会让宝宝有一种往下掉的感觉。

做法：安抚小宝宝时，不要让小宝宝的脸对着妈妈的胸口，闻到母乳的味道会让他更容易哭闹。正确的方法是让他脸朝外，侧卧，让小宝宝回到在母体中时最初始的姿势。但侧卧时一定要有大人看护。

嘘声法

宝宝在妈妈肚子里的9个月，周围存在着各种各样声音—— 妈妈的心跳声、肠胃蠕动的声音、血液流动的声音、说话的声音……

做法：在宝宝耳边不断地发出“嘘”声，宝宝哭得多大声就嘘得多大，这同样能让宝宝迅速安静下来。在宝宝的语言里，嘘声就表示“我爱你”。

摇晃法

小宝宝在充满羊水的子宫里时，其实一直都在晃动着，无论妈妈是在走路，坐着看电视或是睡觉时翻身，一天24小时都在晃动着。

做法：有节奏的晃动对新生小宝宝非常管用，会让小宝宝感觉非常舒服和放松。家长在摇晃小宝宝时注意强度要适当，不能过于激烈，特别要小心宝宝的头颈部。

吮吸法

宝宝在预产期前3个月就开始练习吮手指了。吮吸不仅能缓解小宝宝的饥饿感，更重要的是会激活大脑的镇静神经，将小宝宝带入深层次的松弛状态。

做法：要提醒年轻妈妈的是，给孩子吮吸奶嘴时，不要把奶嘴挂在宝宝脖子上，以免伤到宝宝，也不要在奶嘴上沾糖。

3. 抚触时动作要轻柔

抚触时要摘掉手表、首饰，剪好手指甲，清洗双手，并相互揉搓，使双手温暖。在抚触过程中要经常与宝宝眼睛对视，专注、温柔，发自内心地微笑并适时与宝宝交流。

4. 选择合适的时机

不要在小宝宝过饱、过饿、疲劳的时候抚触。宝宝发烧生病、身体不适、预防针注射完后四十八小时内，暂时不要为宝宝进行抚触。否则不但不能使宝宝享受亲子之间的快乐，反而使他对此反感，影响以后的抚触进程。

刘大姐讲故事

给早产宝宝菲儿做抚触的过程我印象很深刻。她的奶奶是一位传统保守的农村老太太，不太容易接受新鲜事物，对儿子、儿媳请月嫂的行为从一开始就怀有非常强烈的抵触情绪，认为这是在花冤枉钱，自己的孩子自己疼，为什么要让别人来护理。由此，我一进入菲儿的家里，她的奶奶就很是在意我的一举一动。菲儿是个早产儿，出生时体重只有三斤半，瘦小的模样家里人真是放在手里怕摔了，含在嘴里怕化了，娇贵得不得了，我在护理中也是格外留意小心。菲儿在洗澡时还是挺配合的，就是抚触环节一开始时有点儿不配合，又哭又闹。奶奶更是心疼得不行，一直嚷着要去掉抚触这项对宝宝尤为关键的活动。

我没有因此而放弃，而是语重心长地给菲儿的爸爸、妈妈讲抚触的好处，尤其是对早产儿而言，抚触可促进早产儿体格发育。在做抚触时治疗信息会通过人体体表的触觉感觉器沿着神经传达到大脑，由大脑发出指令增加迷走神经活性，使胃泌素及胰岛素的释放增加，从而促进早产儿的消化和吸收功能，对早产儿实际上是间接增加了运动量，所以宝宝的食欲会增强，摄入的奶量会增多，体重会增长得比较快。同时抚触还可增进婴儿β-内啡肽、5-羟色胺、肾上腺皮质激素和血清素等分泌，促进早产儿生长发育。抚触能满足早产儿被爱的需要，通过对尚无语言能力的早产儿的皮肤感受器进行温柔的抚触刺激，能使早产儿产生愉悦的心情，安静、少哭闹，有利于生长发育，提高抗病能力，促进身心健康。此外，抚触还可以促进早产儿神经系统的发育。早产儿在出生时大脑尚未发育成熟，出生后早期仍处于中枢神经元快速增殖期，抚触的早期干预有利于中枢神经系统的发育。

通过这些理论的讲解，再加上实践中我找到菲儿哭闹的原因是要拉粑粑肚子不舒服，在解决了问题以后她还是很配合地完成了第一次的几个简单的抚触动作。从那以后，我适量地增加了几项，菲儿对抚触也没有抵触反应，直至最后，我做完全套的抚触她也是很享受的。到了出生42天查体的时候，菲儿虽然之前是个体重偏轻的早产儿，但在抚触的协调帮助下，她的身体各项指标都达到了正常宝宝的标准。奶奶高兴得合不拢嘴，一个劲儿地向我表达谢意。对我来说，看到我护理的每个情况特殊的宝宝能够恢复健康正常是最欣慰的事情了。

刘大姐支招

妈妈在给新生宝宝做抚触时，不一定非要按照从头到脚、从左到右的顺序，也不一定每个动作一一做到。因为宝宝是不会被这些规矩所左右的，有的宝宝就喜欢别人抚摸他的小肚子，而有的宝宝则喜欢动动小手，动动小脚，还有的宝宝喜欢让人捏捏他的后背。所以抚触应该按照自己宝宝的喜好来安排。妈妈们可以根据自己宝宝的具体情况打乱抚触的顺序，或自创几个宝宝喜欢的动作。

对于抚触来说，唯一的红灯就是宝宝的情绪。宝宝哭了，抚触就要暂时停下来。先找找原因，看一看是不是尿布湿了？是不是宝宝的肚子饿了，该喂奶了？是不是宝宝想睡觉了？或是哪里做得不好让宝宝不舒服了？如果不是这些原因，就是宝宝不喜欢抚触。因为每个孩子的个性都是不同的，当他不愿意接受抚触的时候，最好先让他做一些其他的活动，比如听一段优美动听的音乐，或是做一个轻松的小游戏，先把宝宝的情绪缓和下来，再慢慢引导，让宝宝逐渐适应并喜欢上抚触。抚触时语言引领、手法到位很关键，大人的情绪一定要调整好，爸妈越放松，宝宝越舒服。

专家点评

在这里再次强调，不管是对早产儿还是足月儿，进行抚触时，一定要注意几点：

1. 宝宝显得疲倦、烦躁时，应让他休息，等睡醒后再进行按摩。

2. 开始时应轻轻按摩，逐步增加压力，让宝宝慢慢适应。

3. 按摩时不要强迫小宝宝保持固定姿势。

4. 抚触时和宝宝要有目光的对视、语言的交流，同时播放一些轻柔的音乐，使宝宝始终处于安静愉快的情绪中。

5. 每个抚触动作不要重复过多，时间从5分钟开始，逐渐延长至15～20分钟，每天2～3次为宜。

爱心抚触　助我成长

小宝贝呀真高兴，抚触按摩很舒服。

拇指交叉捋眼睛，额头三处捋到位。

拉拉笑肌笑哈哈，按摩头部增智力。

两肋交叉捋胸部，帮助血液来循环。

按摩腹部助消化，捋捋四肢壮骨筋。

先从右臂开始捋，双手交替莫忘记。

捏肩捏肘捏手腕，再把小手搓一搓。

一、二、三、四、五，捋捋小指头，大拇哥捋到小妞妞。

捋完右手捋左手，宝宝心灵又手巧。

宝宝翻身捋后背，捋完脊柱揉臀部。

动作手法要轻柔，宝宝抚触要坚持。

一天一次显神力，宝宝健康又聪明。

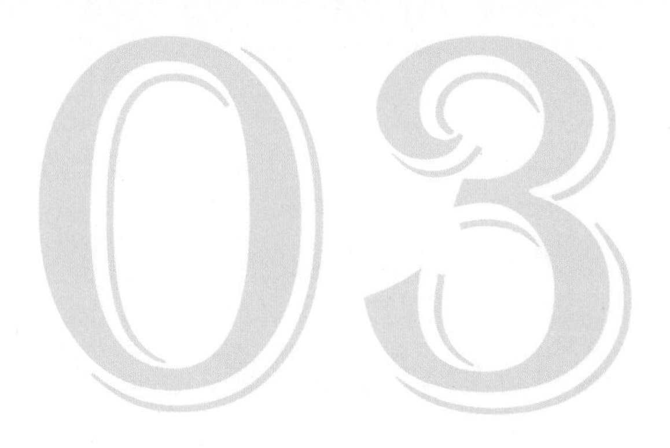

宝宝被动操篇

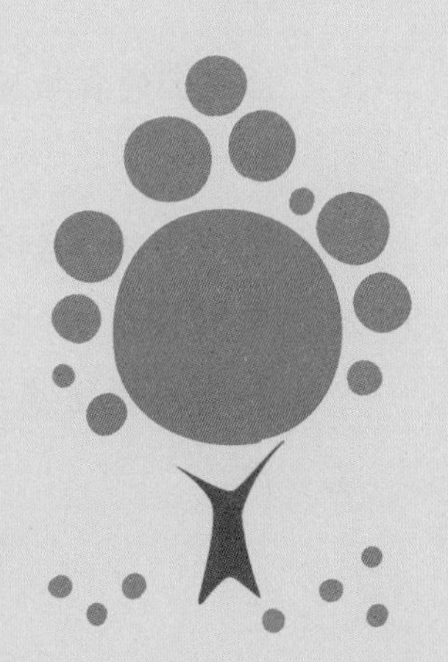

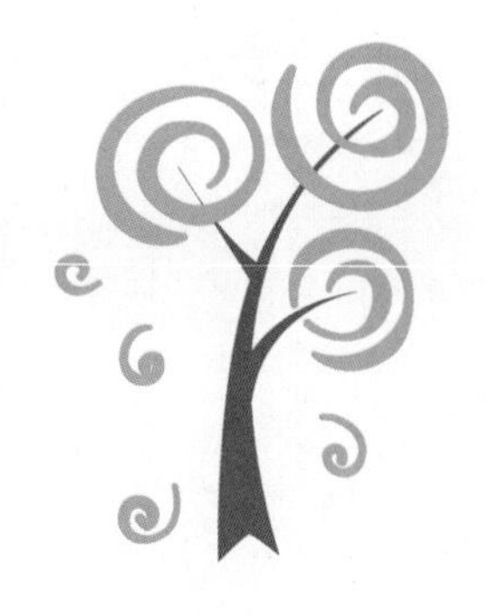

宝宝被动操好处多多

0～3岁是宝宝身心发育最迅速的时期，也是父母精心养育最重要的阶段，需要全面保健和良好的早期教育。宝宝被动操专门针对2个月到1周岁的宝宝，是开发宝宝智力的一种行之有效的方法。

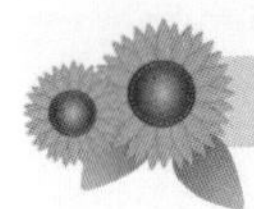

促进0～1岁宝宝智力发展的方法

0 ～ 1岁小宝宝发展特点

视觉

线条简单、颜色对比明显的东西，可让小宝宝的视觉得到更多的刺激，同时促进大脑轴突的成长与连接。

听觉

应避免给小宝宝听音波太强或太过刺激的音乐，而应以音律稳定、节奏明确的音乐为主，如古典音乐或各种演奏曲，如此可建立宝宝的乐感，缓和宝宝的情绪。

味觉

给宝宝的食物应以原味、清淡为主，避免口味太重的食物。

触觉

多给予宝宝触摸及按摩，加强其感觉训练，增加大脑的神经联结及讯息传导，如此可让宝宝的学习能力增强，反应速度增快。此外“爬行”对宝宝感觉统合、肢体平衡及语言发展相当重要，要尽量让他多爬。

0～1岁小宝宝智力发展的关键期

0～5个月：翻身期

宝宝出生后的头3个月，父母会发现他不喜欢安稳地平躺在床上，他要尝试着变换姿势，从更多的方向来认识世界。父母可经常在不同的方位逗引宝宝，促使宝宝顺利地翻身。可能刚开始宝宝翻过身后抽不出手，父母可给予一定的帮助，慢慢地训练宝宝自己将手放好，灵巧地翻身，自由地选择姿势，为进一步的活动打下基础。

3～6个月：坐立期

经过了俯卧抬头、翻身等动作的训练，宝宝颈部、前臂、腰部等处的肌肉力量逐渐增强，改变姿势的要求也越来越多，此时可试着将小宝宝拉坐起来。

6～8个月：爬行期

爬是宝宝的一项重要活动，对他的成长非常有益，有利于锻炼宝宝颈部、胳膊及腕的力量，对今后用勺子吃饭和写字都有好处。此外，爬行时需要上肢及下肢的共同参与，并要保持动作的协调一致，有利于锻炼宝宝的协调能力，增强动作的灵活性。爬还有益于宝宝的骨骼及神经器官的发育，当宝宝的动作明显不协调时，能及早发现宝宝的健康问题。

出生后6个月是宝宝学习咀嚼和喂干食物的关键月龄，进干食物整个月后，就能伸手抓东西，过了这个关键月龄，小宝宝就可能拒绝咀嚼，从口中吐出食物。

出生后9个月至1岁是分辨多少、大小的开始。

0～1岁小宝宝智力开发的原则

多认字不如多认人

有的妈妈不喜欢带宝宝出门，经常在家中让宝宝学习汉字，认为这对提高宝宝记忆力有帮助。其实并非如此。汉字多为象形文字，宝宝认字凭的是图形记忆，而人不同的脸也同样是一个个不同的图形，宝宝如果能区分不同的人，他必然记住不同的脸，这跟认字是一个道理。并且区分不同人的面貌需要细致的观察与较强的分辨能力，如果小宝宝有了辨认人的本领，那么反过来，他认字识字就会变得容易多了，这其实是事半功倍的做法。

运动能力影响智力发展

运动能力对宝宝的智力是有影响的。1岁以内宝宝的智力主要反映在行为行动能力上。比如说1个月的小宝宝，有的能抬头十几秒，有的只能坚持几秒，那么后面一个宝宝相对而言动作发育比较迟缓，可能会对以后智力发展方面的技能学习有负面影响。有的父母缺乏经常训练宝宝的意识，整天把他抱在怀里，不让宝宝运动，这样其实有害的。

被动操有助于促进宝宝体格和神经系统的发育。将被动操与一岁以后的主动操相结合，有助宝宝增强体质，促进智能发育。由于爸爸、妈妈和宝宝做被动操时会注视着宝宝，也可借此观察宝宝的身体状况，看宝宝视觉移动的反应是否正常。在做被动操的同时和宝宝说话，不但能增加亲子间的互动，还能观察到宝宝的反应或是否有听力问题。可以边做操边说出身体各部位的名称，例如，“这是小手”“这是小脚”等，让宝宝渐渐熟悉这些部位。

爸爸、妈妈和宝宝做被动操能增进亲子感情，让宝宝感受到爸爸妈妈的爱心与耐心。在充满爱的呵护下，宝宝会觉得被重视，也能增加他以后的自信心。爸爸、妈妈与宝宝轻柔的互动，不仅是爸爸、妈妈对宝宝爱的体现，对宝宝来讲，这也是他们分辨爸爸、妈妈，感受爸爸、妈妈柔情的时刻。从小就与爸爸、妈妈身体接触比较频繁的宝宝，在家庭中能感觉到安全感，而且更容易建立起对他人的信任感。而这种信任感是儿童形成健全人格的基础，有利于宝宝良好性格的养成。这类宝宝长大后往往显得性格开朗、自信心强和富有爱心，社会适应性较强。

由于生存的需要，人类大脑皮层中完成发育最早、最快的是主管运动的贝茨细胞，因此宝宝教育以动作发展为核心，能促进宝宝的健康，合乎宝宝的生长发育规律。在儿童智力发育的量表里，五大功能的前两项就是儿童的躯体运动和精细运动的发育。被动操是通过成人的帮助，让宝宝通过运动来达到健身的目的，因此必须运动宝宝的全身。除了包括上肢、下肢，腹、背部外，还应该有颈部、手指、脚踝的运动。上肢、下肢的练习，左右都要做，转头动作两侧都要练，以使宝宝肌肉全面得到锻炼，也使大脑两半球获得同样发展（因为大脑两半球是左脑管右侧肢体，右脑管左侧肢体）。被动操的另一个作用，是为以后的主动运动做准备。例如双腿屈伸是爬行的准备。宝宝在1个月后长期坚持每天做被动操，不但可以增强宝宝的生理机能，提高宝宝对外界自然环境的适应能力，促进宝宝动作发展，使宝宝的动作变得更加灵敏，肌肉更发达；同时也可促进宝宝神经、心理的发展。长期坚持做被动操可使宝宝从初步的、无意的、无秩序的动作，逐步形成和发展分化为有目的的协调动作，为思维能力打下基础。做操时伴有音乐，可以让宝宝接触多维空间，促进左右大脑平衡发展，从而促进宝宝的智力发育。

刘大姐支招

可可是个活泼好动的小男孩，从2个月左右第一次接触被动操后就特别配合，每个动作都很认真地完成。做了大约有一个月的被动操以后，小宝贝已经能“啊啊”地响应，张着小嘴巴乐呵呵的，仿佛跟着一起喊节拍一样，身体也能主动地跟着律动，每次要开始时那种期望快点进行的眼神，真是让人记忆犹新啊！

宝宝到了2个月左右接触被动操后，有助于促进体格和神经系统的发育。父母与宝宝一起做被动操是难得的亲子时光，伴随着“一、二、三、四”的节拍，宝宝像做婴儿广播体操一样锻炼着自己的小身体，为以后的爬行、走路做好充足的准备，以健康结实的小体魄迎接未来美好灿烂的生活。

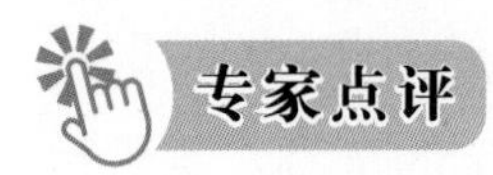

专家点评

0～1岁的被动操有助于促进宝宝体格和神经系统的发育，将被动操和1岁以后的主动操相结合，有助于宝宝增强体质，促进智能发育。尤其是剖宫产的宝宝，由于缺失了宫缩对其身体和大脑的刺激，缺失了产道的挤压，感觉统合能力相对较差，易出现协调能力差、多动症、注意力不集中等状况，对这类宝宝一定要加强被动操的锻炼。

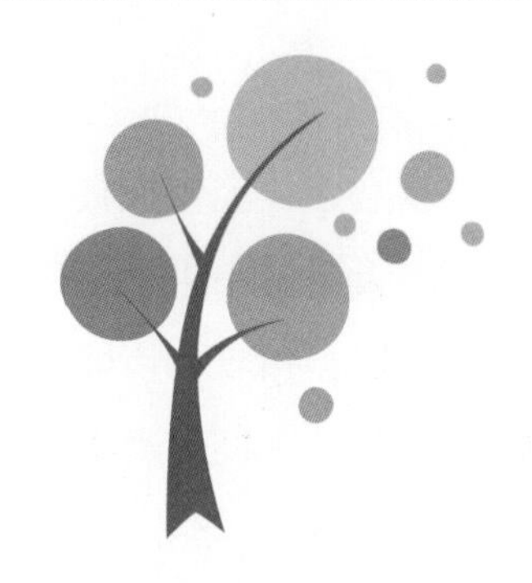

一定要让宝宝动舒服

被动操的准备

1. 保持适宜的房间温度。给小宝宝做被动操时室温要保持在20℃左右，天气炎热要注意开窗通风，保持室内空气新鲜。

2. 选择安静清洁的房间，把宝宝放在床上或垫上垫子的桌上。放一些舒缓柔和的音乐。

3. 脱去宝宝外衣。冬天也要让宝宝少穿些。可以让小宝宝的手里握一个他喜爱的玩具。

被动操的具体操作

准备运动

宝宝自然躺在床上，大人双手握住宝宝两手腕向上轻轻抓握，按摩四下，至肩部；由踝关节轻轻按摩四下至大腿根部；由胸部自内向外打圈按摩至腹部，每个动作重复4～6次。目的是缓解宝宝肌肉紧张，消除宝宝肌肉关节僵硬的状态，以适应身体活动的需要，防止做操时给宝宝造成伤害。

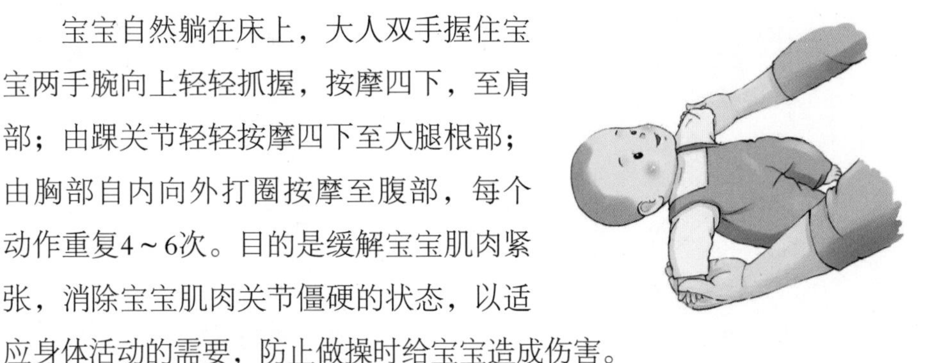

第一节　扩胸运动

① 小宝宝仰卧在床上，爸爸或妈妈站在宝宝足后，把拇指放在宝宝

掌心，让宝宝握住，大人轻握宝宝双手（大手握小手）。将宝宝两臂向体侧外平展，与身体成90度，使上肢与躯干呈“十”字形，掌心向上。

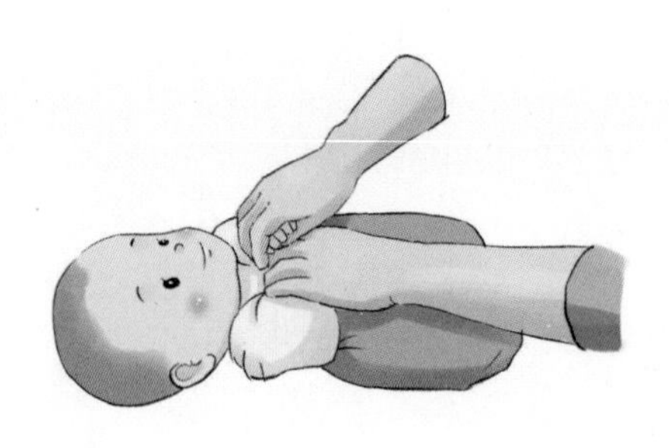

② 将宝宝双臂拉至胸前交叉，之后慢慢再打开，还原到大手握小手状态。

③ 重复四个八拍，动作轻柔些。

注意事项：轻轻拉开宝宝双臂，防止拉伤宝宝的肩关节。

第二节　屈肘运动

① 宝宝仰卧在床上，爸爸或妈妈把拇指放在宝宝掌心，让宝宝握住，大人轻握宝宝双手（大手握小手）。将宝宝右侧小臂轻轻向上弯曲，使小手尽量接近宝宝耳旁。

② 将右侧小臂伸直还原。

③ 将小宝宝左侧小臂轻轻向上弯曲，然后还原。

④ 左右轮换四个八拍。

注意事项：注意力度，保护好宝宝肘关节。

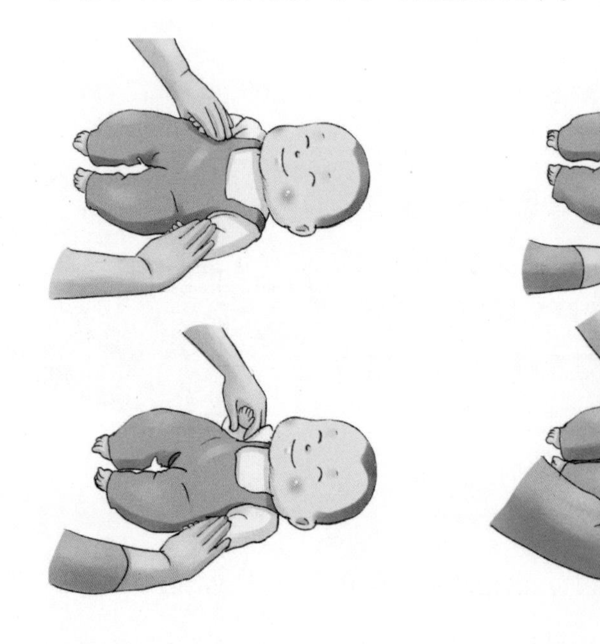

第三节　肩关节运动

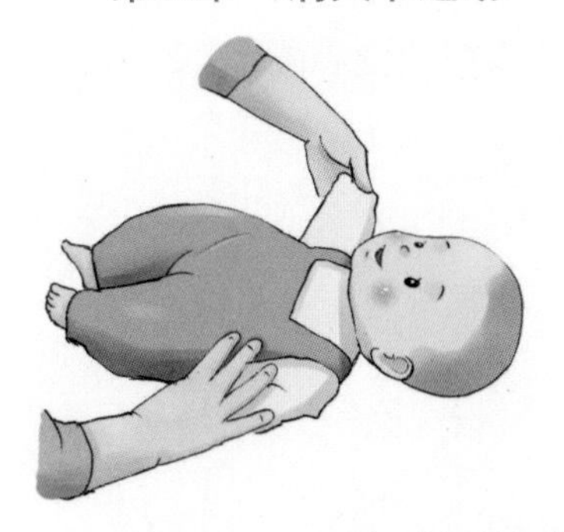

① 宝宝仰卧在床上，爸爸或妈妈把拇指放在宝宝掌心，让宝宝握住，大人轻握宝宝双手（大手握小手）。握住小宝宝右手把胳膊拉直，以宝宝的肩关节为轴心，贴近小宝宝身体由内向外环形旋转肩部一周，还原。

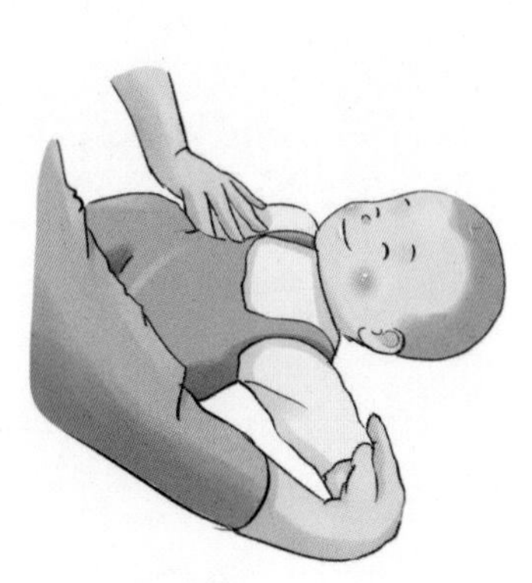

② 握住宝宝左手把胳膊拉直，以宝宝的肩关节为轴心，贴近宝宝身体由内向外环形旋转肩部一周，还原。

③ 重复四个八拍。

注意事项：动作必须轻柔，控制好力度，切不可用力拉小宝宝的两臂勉强做动作。如若宝宝不配合就立即停止，以免损伤小宝宝的肩关节和韧带。

第四节　上举运动

① 宝宝仰卧在床上，爸爸或妈妈把拇指放在宝宝掌心，让宝宝握住，大人轻握宝宝双手（大手握小手）。宝宝两臂向体侧外平展，与身体成90度，使上肢与躯干呈“十”字形。

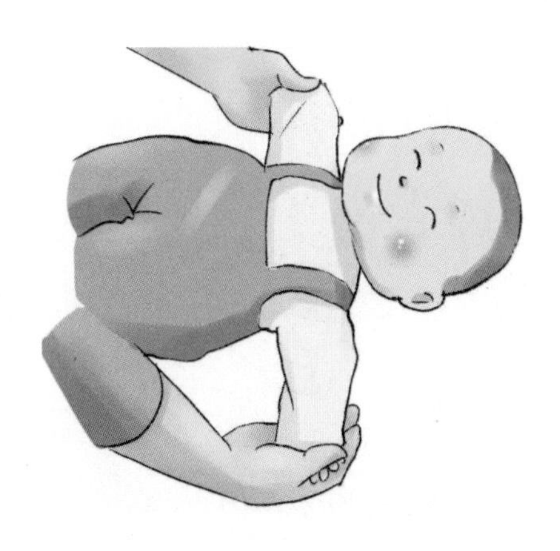

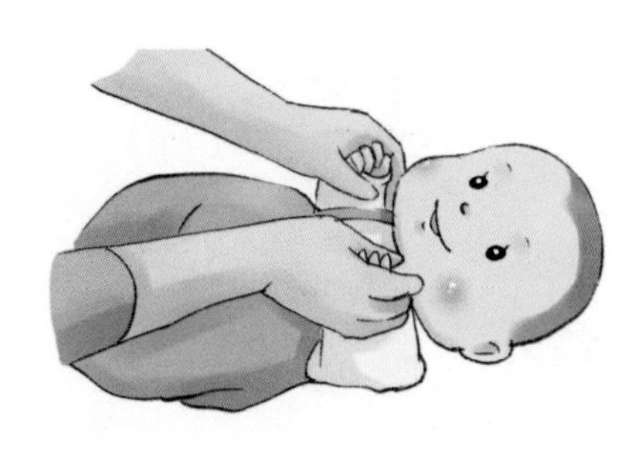

② 双手向前平伸，掌心相对。

③ 以肩关节为轴心，双手上举宝宝两臂过头顶，掌心向上。

④ 还原至身体两侧。

⑤ 重复四个八拍。

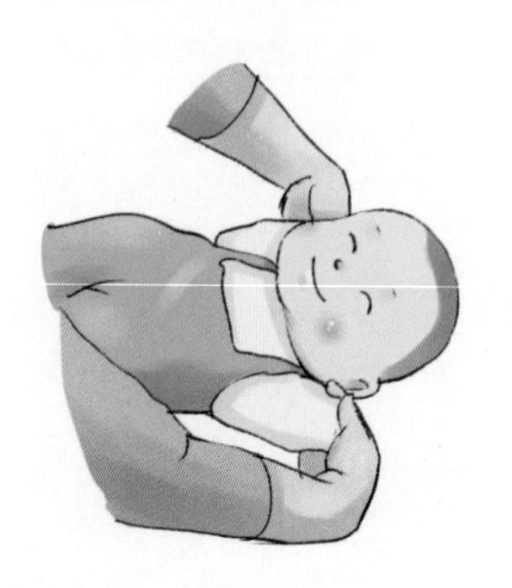

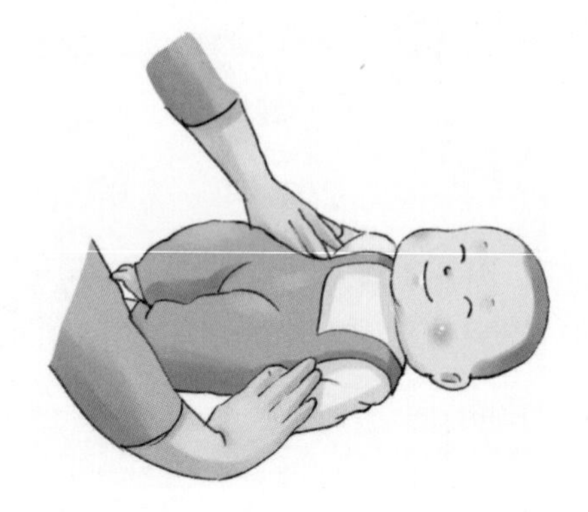

注意事项：两臂上举时，两臂与肩同宽。动作轻柔，注意力度，保护好宝宝的肩关节。

第五节　抬臀运动

① 双手同时握住宝宝膝盖，将宝宝双腿伸直并拢，慢慢上举至90度。

② 还原。

③ 重复四个八拍。

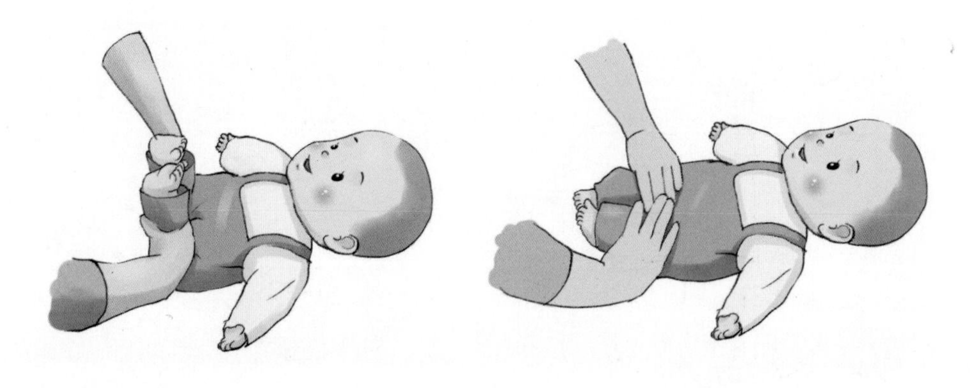

注意事项：上举动作要轻，切勿用力过猛，保护好宝宝的髋关节。

第六节　屈膝运动

① 宝宝仰卧，两腿伸直，双手握住小宝宝两小腿下部踝关节以上，注意不要握得太紧。先弯曲宝宝右腿，使宝宝的大腿面尽量贴近腹部。还原，伸直右腿。

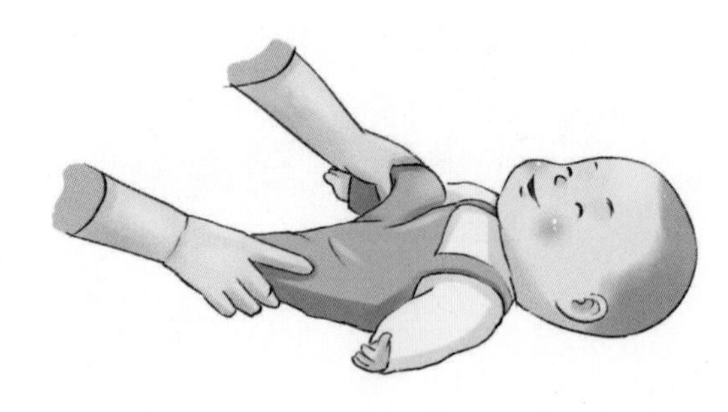

② 左侧重复。

第七节　踝关节运动

① 宝宝仰卧，大人的左手托住宝宝右脚足踝骨，右手握住宝宝右足前掌。将宝宝的足尖向上向足背，向下向足底，做上下屈伸踝关节动作。

② 换宝宝左脚做同样动作。每只脚做一个八拍换另一侧。

③ 重复做四个八拍。

注意事项：伸屈时动作要自然，切勿用力过猛。

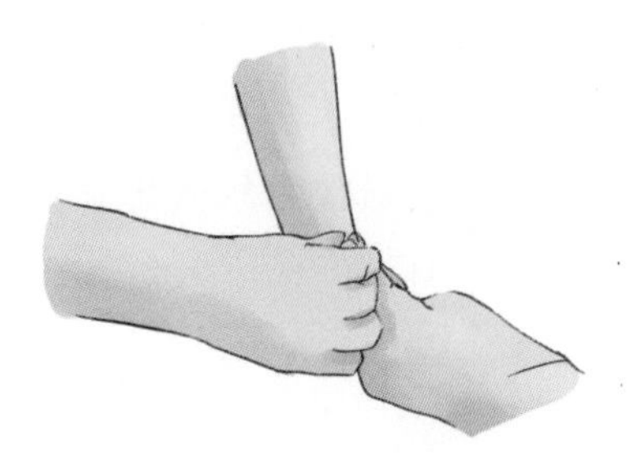

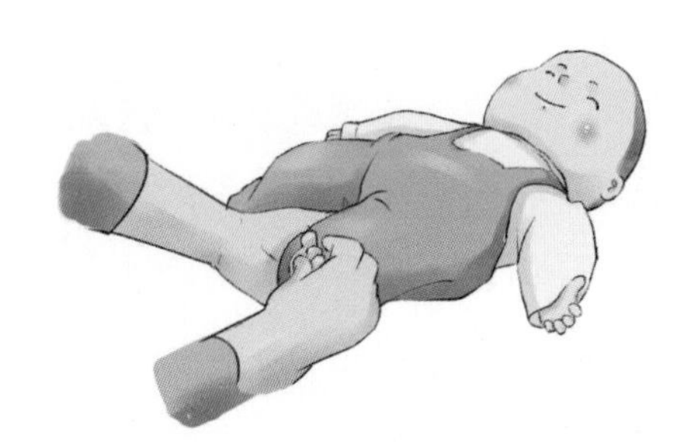

第八节　侧身运动

① 宝宝仰卧并腿，双臂屈曲放在胸腹前。爸爸或妈妈左手扶在宝宝胸前轻轻握住宝宝双手，右手扶在宝宝左肩由仰卧位转为右侧卧位（四拍）；慢慢还原（四拍），八拍一个侧转。

② 将宝宝从仰卧转为左侧卧，然后还原。

③ 重复做四个八拍。

注意事项：仰卧时宝宝两臂自然放在胸前，使头略微抬高些。

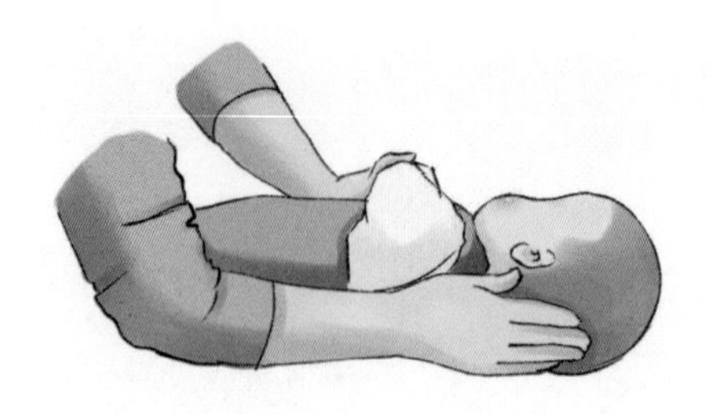

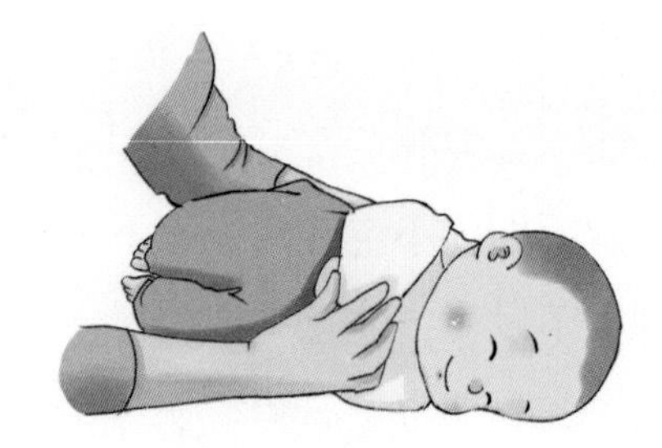

刘大姐支招

在给一个叫恬恬的宝宝做被动操的时候，我发现她的髋关节发育不好导致了腿纹不对称，通过坚持给她做被动操，稍有些外扩的髋关节很快恢复了正常，两侧的腿纹也对称了。

在给宝宝抚触或是做被动操的时候，宝宝一旦出现腿纹不对称的现象就要格外留心了。腿纹不对称不一定是髋关节脱位或发育不良，但是髋关节脱位或者发育不良就一定会导致腿纹不对称。正常人的股骨与骨盆之间有个髋关节，股骨头在髋关节内活动，走路姿势随意自然，大腿屈伸也很灵活。而髋关节脱位时，股骨头不能正常地留在关节内，而是滑到关节后上方，失去了正常的屈伸功能。由于脱位程度的不同，先天性髋关节脱位可分为：1. 完全性脱位；2. 半脱位；3. 脱位前期，即主要表现为髋臼顶比较倾斜，可以随时发生完全脱位或半脱位。先天性髋关节脱位有可能双侧同时发生，也有可能仅是单侧发生。先天性髋关节脱位的原因尚未完全明确。根据有关资料，16%～30%髋关节脱位发生于臀位产，此外髋关节周围韧带松弛或髋腰部肌肉挛缩，也被认为是髋臼发育不良的原因。这种病一般发病概率是女孩大于男孩，单侧大于双侧，左侧大于右侧，往往有家族史。当然宝宝爸妈也不必太担心，大多数小宝宝到最后检查下来的结果都是正常的。万一到时候真的有问题，也可以去医院矫正。有时“先天性髋关节脱位”的症状并不是真正的脱位，只是髋关节发育不良，看起来好像是“脱位”，称为发育性髋关节。这种情况随着孩子的生长发育，多陪着孩子做做被动操就会自愈的。

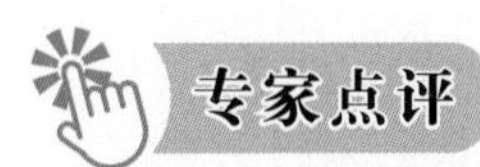

专家点评

刘大姐讲得非常正确，宝宝出现腿纹不对称不一定是髋关节脱位或发育不良，但是髋关节脱位或者发育不良就一定会导致腿纹不对称。在临床上，我们经常看到有腿纹不对称的宝宝，但经过超声检查，大部分都没有髋关节脱位的情况。所以希望家长发现宝宝腿纹不对称时不要惊慌，应尽早咨询医生，及时诊断治疗。

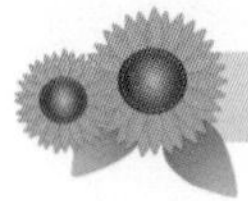

你家宝宝的运动能力达标了吗

新生儿　全身无规律运动，俯卧位勉强抬头，手握拳。

2个月　俯卧位抬头45度，扶坐时保持头竖直数秒钟，手半握拳或松开。

4个月　俯卧位抬头90度，两臂撑起，扶髋部时能坐，能握住手中物体。

6个月　从仰卧到俯卧翻身过渡到从俯卧到仰卧翻身，俯卧位时用手支撑，用双手支撑独坐，扶站时喜欢跳跃，伸手取物。

8个月　独坐，以腹和肘为支点爬行，玩具能从一手换到另一手，能放下或扔掉手中物件。

10个月　以手和肘为支点爬行，能从坐位到俯卧或从俯卧到坐位，能扶物站稳，能捏起小物件。

12个月　独站，一手扶着能行走，会弯腰拾东西，能将圈圈套于木棍上。

你可以这样训练宝宝

宝宝的运动能力，也需要家人有意识地培养，这样才能够让宝宝尽快掌握运动技巧。不同的阶段，宝宝需要锻炼的运动能力也不一样，所以也要“对症下药”，用不同的方法。以下训练方法，你可以试一下。

抬头 在宝宝2个月后，就可以竖着抱，并锻炼宝宝头部的力量了。当然刚开始的时候，宝宝脖子比较软，家长得注意扶一下宝宝的头作为支撑。4个月之前，要让宝宝在醒着的时候多趴着，宝宝会慢慢学着抬头。

独坐 训练宝宝坐起来，也有一定的方法。刚开始，宝宝很有可能一坐下人就要往前趴，所以可以采取一定的方法，比如妈妈或者爸爸当支撑物，让宝宝稍微靠一下，比较简单的方法是用枕头稍微挡一下，让宝宝得到一点支撑，慢慢地，宝宝就会自己坐起来。

爬行 这是宝宝运动能力非常关键的一步，也会被很多妈妈忽视。有些宝宝只会原地爬行打转，有些宝宝只会往后爬，这都是宝宝要移动身体的表现，但由于协调性不够无法往前移动。所以，当宝宝在这个阶段不会爬的时候，妈妈得想想办法了。可以用双手或者宽大的毛巾将宝宝的腹部抬起来，让宝宝手脚着地，在宝宝前面不远处放上他喜欢的玩具或者食物等，引诱宝宝向前爬行，当然，宝宝表现不错的时候，一定要给他表扬哦。

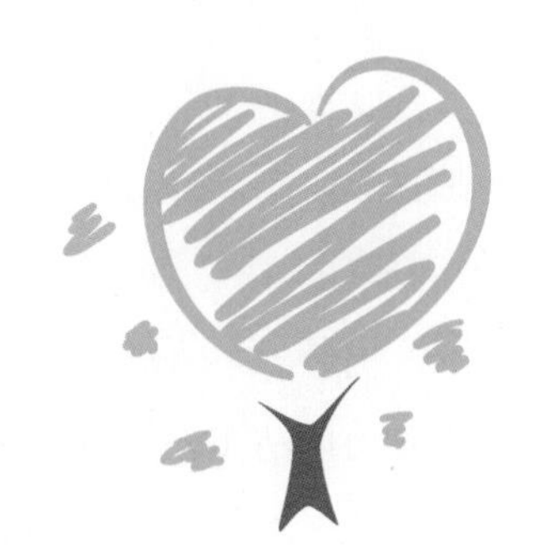

被动操的注意事项

1. 选择合适的时机

体弱和疾病初愈的宝宝要少做，不要在宝宝过饱、过饿、过疲劳的时候做操。宝宝发烧生病、身体不适、预防针注射完后四十八小时内，暂时不要为宝宝进行被动操。否则不但不能使宝宝享受亲子之间的快乐，反而使他对此反感，影响以后的进程。

2. 注意观察和照顾宝宝的情绪，不要强迫宝宝做操

向宝宝表达充满爱意的情感，告诉宝宝要做操了。不要强迫宝宝，宝宝不愿配合时千万不要硬拽。开始前宝宝啼哭时应寻找原因，不应做操。如做操过程中宝宝有不高兴情绪或哭闹时应暂停这一步转到下一步，如仍啼哭不止则应终止，待抱一会儿，或睡上一觉，情绪好时再做。

3. 做被动操时动作要轻缓、有节律，力度一定要把握好

切忌手重，避免过度的牵拉和负重动作，以免损伤宝宝的骨骼、肌肉和韧带。注意刚开始可能宝宝的动作不协调，切勿操之过急，要慢慢让宝宝适应，动作尽量做到位。要配合宝宝的力度，保护好宝宝的关键关节部位，预防肩关节、肘关节、髋关节、踝关节等脱臼。

大人给宝宝做被动操前要摘掉手表、首饰，剪短手指甲，清洗双手，并相互揉搓，使双手温暖。在做操过程中最好配合轻柔音乐和语言抚慰，要经常与宝宝眼睛对视，专注、温柔，发自内心地微笑并适时与宝宝交流。

4. 运动量要逐渐增加，由少到多，循序渐进

每天可做1～2遍，每次10～15分钟。做操时，要充分发挥宝宝的主

观能动作用；做完操后，要让宝宝安静休息20～30分钟，如有汗，要用软毛巾擦干。

另外，根据自己宝宝的月龄和具体发育情况，可以打乱顺序，或选其中的几节重点训练，锻炼要因人而异，贵在坚持。

刘大姐讲故事

小松是个活泼好动的男宝宝，每天精力都很旺盛，总也闲不住。在小松出生42天从医院做完常规查体后的第二天，我来教他的妈妈和他一起做被动操。可是小松在做屈肘运动的时候总也不配合，老是哇哇大哭，我仔细观察，发现小松左右肩膀不一样，右胳膊做屈肘运动做不来，原来是孩子爸爸抱宝宝时不小心把宝宝的右肩关节弄脱臼了。宝宝不会说话，平时老躺着也觉不出来，家人也就没在意，去医院的常规查体也没检查出来。简单的被动操开始动作就查出了小松这方面的问题，还好发现得及时，很快就让医院的大夫使脱臼的肩关节就位。恢复正常的小松很快适应了被动操的各个步骤，运动天赋很强的他各个环节都能很出色地配合完成，真的很棒。

此外，如果小宝宝有斜颈、内足、外足、髋关节发育不良等症状时，都能在被动操的练习中及早发现，使家长能够尽快咨询医生进行治疗，治得越早，好得越快！

刘大姐支招

通过一些被动和主动运动，不仅可以促进宝宝体格的生长发育，使其大脑、神经系统、肌肉等发育，还可以帮助和促进宝宝动作的发展。被动操是母婴之间交流的方式之一，可以建立良好的亲子关系。训练前，可以选择播放一些轻音乐、童谣来调节气氛，以助于宝宝情绪放松。妈妈可以边喊节拍边做，或用语言鼓励称赞宝宝，或与宝宝进行交流，告诉宝宝所做的每个动作，来调动宝宝情绪。宝宝如果有骨关节方面的疾病，或在某些急性疾病期间，暂不宜进行此项运动训练。另外，运动中应该因人而异，每个小宝宝动作发育各有特点，家长应灵活调节运用。例如，某些小宝宝上肢或下肢动作发展较差，可有针对性地增加此部分的运动训练次数，同时根据小宝宝的体力适当增减节拍。除此以外，还应注意：1. 最好在两餐之间或充分休息后进行训练，避开疲劳、饥、饱状态。2. 训练时，动作轻缓，有节奏感，慢慢让宝宝适应。3. 运动中，动作尽量达到规定的幅度，但不宜过于强迫宝宝，应顺势诱导，否则过度拉伸反而会使宝宝的身体受伤。4. 可以打乱顺序，也可以选其中的几节重点训练。5. 小宝宝情绪反应激烈时，应暂停运动。 多让小宝宝趴一会儿，这能增加宝宝的肠蠕动，缓解胀气，锻炼小宝宝背部、颈部等处肌肉，为以后的抬头、爬行等大运动打下良好的基础。

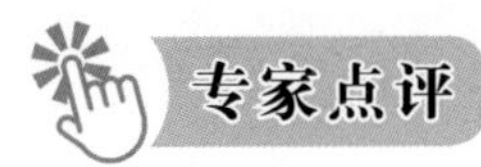

给宝宝进行被动运动及主动运动训练时应注意以下几点：

1. 进行常规体检，排除先天性髋关节发育不良，锁骨骨折等骨骼异常，以及先天性心脏病等不适宜进行大幅度运动的疾病。

2. 了解宝宝的运动发展规律，如3个月抬头，4个月会扶腋双足支撑，6个月支撑坐，8个月会爬等。适度提前，引导正常主动运动的出现，不宜过度保护及拔苗助长。

3. 如果在做主被动运动时，发现宝宝运动发育明显落后或出现肌肉过度紧张或松弛以及异常的姿势，应及时就诊排查，及时发现发育异常。

小宝贝儿不哭闹，

抓紧演练被动操。

居室恒温要适宜，

二十多度刚刚好。

修剪指甲摘饰物，

避免划伤小宝宝。

双手洗净搓搓热，

操前细节想周到。

握住宝宝小嫩手，

扩胸运动第一招。

手臂缓缓送胸前，

双臂打开平伸好。

一，二，三，四，

二，二，三，四。

连续重复做四次，

运动节拍掌握好。

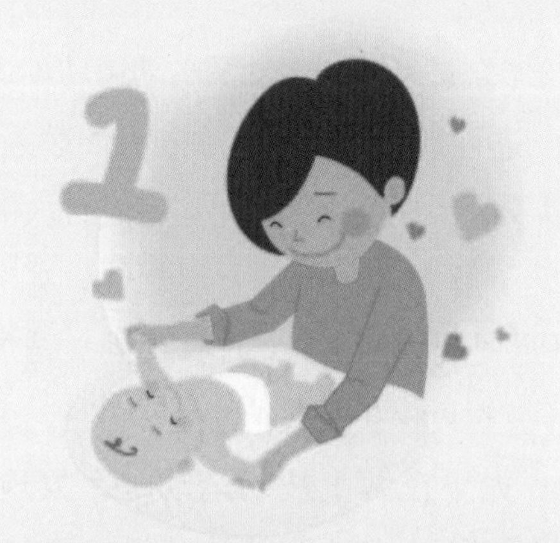

屈肘运动第二招，

握住右手姿势俏。

手臂朝着耳方向，

想要把耳摸一摸。

宝宝右臂放下来，

再换左臂来交替。

右臂左臂都锻炼，

宝宝强壮有力量。

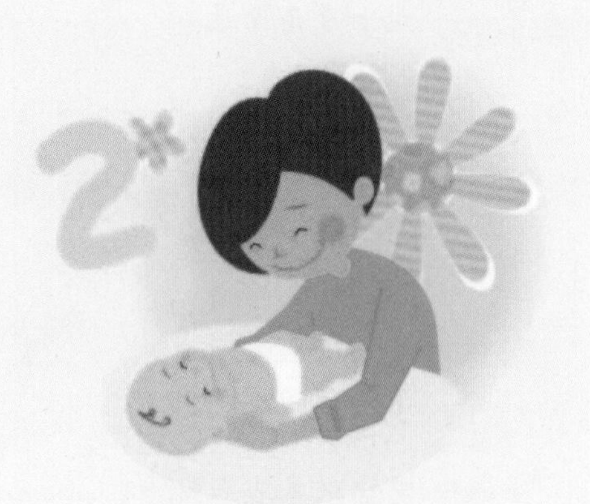

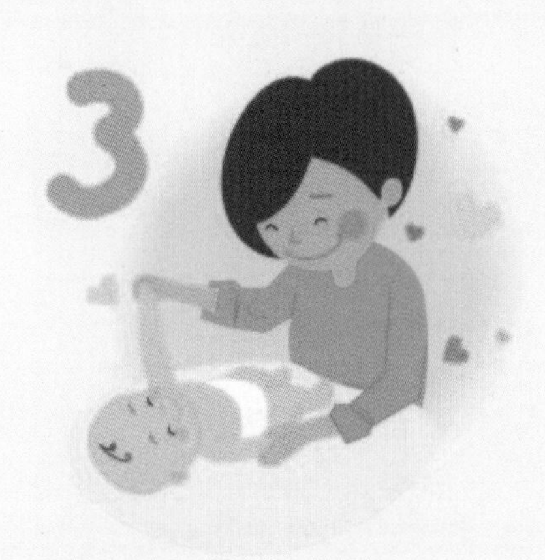

动肩关节第三招，

两只手掌大握小。

先把右臂来拉直，

由内向外轻轻转。

做完右边换左边，

宝宝有劲抓物牢。

妈妈宝宝配合紧，

身体处处锻炼到。

上举运动第四招，

九十度角擎举翘。

上举至头放两侧，

缓缓放下莫急躁。

一二三四跟节拍，

二二三四不跑调。

宝宝跟着节奏玩，

精神饱满开心笑。

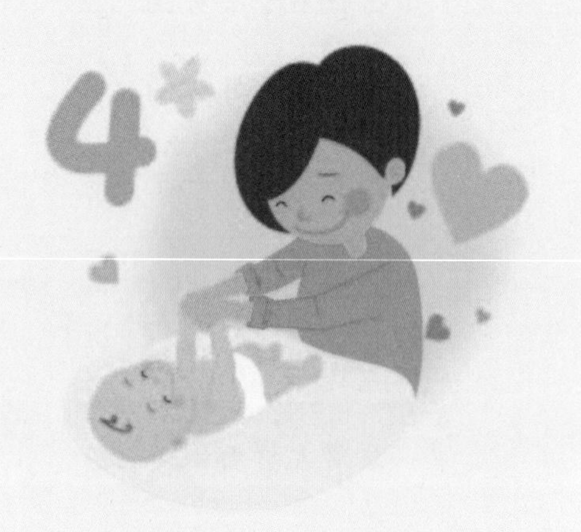

稳握宝宝小膝盖，

操练抬臀第五招。

关键环节要记牢，

双腿伸直往上抬。

并拢步骤不能少，

慢慢抬升成直角。

轻柔开始轻柔放，

把髋关节保护好。

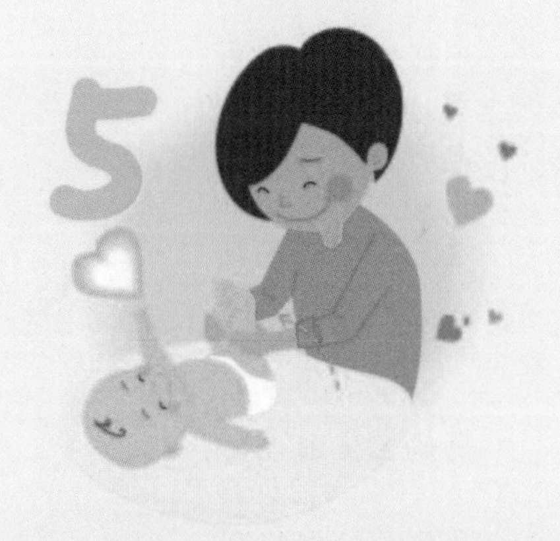

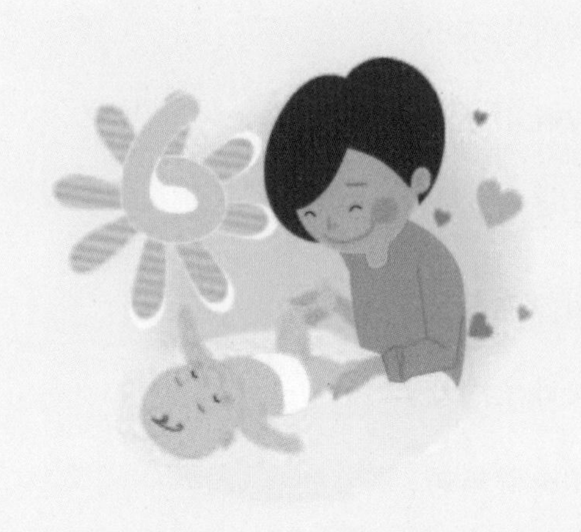

屈膝运动第六招，

多多锻炼早踢脚。

双手紧握小腿处，

先屈右腿后左腿。

妈妈帮忙勤运动，

血液循环代谢好。

肌肉骨骼早锻炼，

增进食欲疾病逃。

第七招式踝关节，

左手托住右踝骨。

右手握住右足掌，

双侧交替上下摇。

运动机能先活跃，

体力智力发育早。

睡眠安稳吃得香，

宝宝提前下地跑。

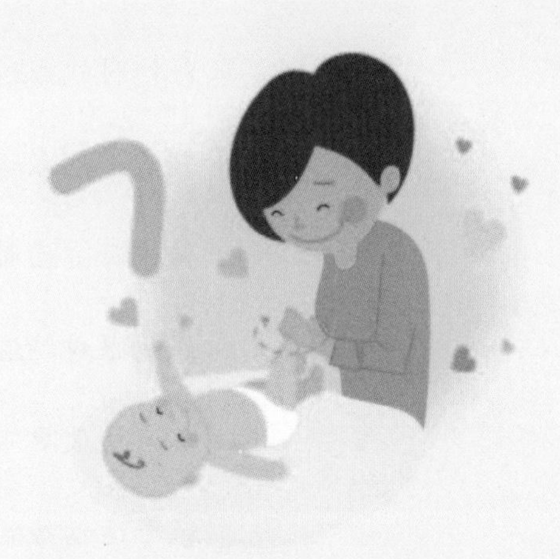

侧身手法很关键，

技术含量也不小。

一手握住小双手，

另一手掌肩头靠。

稍稍用力推对肩，

侧翻俯卧完成好。

宝宝抬头看妈妈，

颈部锻炼六十秒。

每天两次被动操，

杜绝过饥或过饱。

轻柔手法歌谣配，

传递母爱面带笑。

妈妈眼神特温柔，

宝宝健康更乖巧。

亲子运动经常做，

身心同喜乐陶陶。

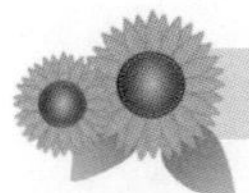

如何锻炼宝宝的大小肌肉

对于0～1岁的宝宝来说，父母可以实施许多锻炼计划促进宝宝的身体发展。要知道，肌肉技能发展和保持身体健康对将来的阅读、写作和数学能力的形成是非常重要的。身体发展的简单规律是：儿童的身体发展是自上而下（先是头部肌肉开始强壮，然后是身体，然后是腿，最后是脚）、自内向外的（先是躯干开始强壮，然后是胳膊和腿，最后是手和脚）；大肌肉（控制大运动如爬、走、扔、抓、平衡的肌肉）发展在先，小肌肉（控制手腕和手进行画、切、穿珠子、搭积木的肌肉）在后。宝宝身体发展的个体差异是很大的，对于不同的技能，差异可能在1个月到6个月。

0 ~ 6个月

一、大肌肉

婴儿仰卧的时候会左右转头，2个月左右，他能在俯卧时抬起头，随着肌肉的发展，抬头的时间越来越长；他还能靠着垫子坐一小会儿。

3个月的时候，如果你抱着他让他成竖直的姿势，他能控制自己的头，能抓住你的手指坐起来，能从俯卧姿势翻身成为仰卧姿势。5~6个月的时候能从仰卧姿势翻身成为俯卧姿势。这时，他能不用支撑，自己坐着。到8个月时他就能爬了。但是，如果你的孩子的发育不是精确地按照这个时间表，也并不意味着孩子有问题。

帮助婴儿进行大肌肉锻炼

1. 慢慢地移动一件光亮的物体（光线柔和），从婴儿视野的一侧到另一侧，他将移动头追踪光；用同样的方法移动你的脸。

2. 在婴儿头的一边摇动拨浪鼓，当婴儿的头转向拨浪鼓时，把拨浪鼓拿到另一边摇；把拨浪鼓换成你的声音，用同样的方法锻炼。

3. 摇动物体，让3个月的婴儿抓。

4. 4个月左右，婴儿开始微笑甚至大笑，你也用微笑或大笑回答他。

5. 轻轻锻炼他的腿。锻炼的时候唱一支简单的歌。

6. 放一面不易破碎的镜子在婴儿身边，使他能经常看见他自己。

7. 轻轻按摩他的身体。

二、小肌肉

婴儿能跟随移动的物体转动眼睛。他聚焦最好的距离大约是25厘米，正好是你给他喂奶时他与你的距离。当他吃奶时，他盯着你。他在大脑中形成你是他的父亲或母亲的连接。3～4个月，婴儿开始试着抓握物体。他也开始用一只手的手指摸另一只手的手指。在5个月，婴儿开始把玩具从一只手转移到另一只手。6个月，他的视觉与成年人差不多了。6～8个月，他的抓握技能提高，并且开始使用腕运动。

帮助婴儿进行小肌肉锻炼

1. 给他拨浪鼓或其他能吱吱发声的玩具让他抓。

2. 抓握技能提高后，开始给他玩积木。

3. 7个月时，给他一些能融化的用手抓食的食物，他会努力试着用钳抓（用拇指和食指拿物体）捡起食物。逐渐地，他能吃其他用手抓食的食物。锻炼时一定要将婴儿固定，当他吃东西的时候，在旁边看着。

4. 开始对他使用一些简单的手势，他也会开始使用这些手势。

5. 向他滚动一个球，鼓励他把球滚回来。

6～12个月

一、大肌肉

婴儿能自己动了，他能滚，能爬。他甚至能站起来，在别人帮助下能走，能完全靠自己坐起来。他能拉着物体自己站起来。当他坐着，他能左右转动身体。他能向前倾斜拣起一个物体。父母要保证家里每个地方对孩子都是安全的，你的孩子将探索家里每个角落！

帮助孩子进行大肌肉锻炼

1. 在地上不同的地方放玩具，鼓励婴儿爬行拿到玩具。

2. 把玩具放沙发上，婴儿会想要拉着沙发站起来得到玩具。

3. 和孩子一起来回滚动一个球。

4. 和他一起玩积木。他会用积木敲地板；当他爬行时，会带着积木。

5. 牵着他的一只手或两只手在房间里走。

二、小肌肉

这时孩子对任何事情都十分好奇。他能拿到什么就探究什么。他喜欢从容器中把东西拿出来。他也愿意试着搭积木，然后大笑，把搭好的东西推倒。他故意把东西掉到地上，看着自己能把东西从椅子上扔到地上，真是好玩极了。他现在已经很好地掌握了钳抓技能。他喜欢重击他的玩具弄出声音。

帮助婴儿进行小肌肉锻炼

1. 给他一个玩具电话玩儿。假装给他打电话，和他谈话。

2. 和他一起玩积木，他可能允许你搭好几块，然后他会推倒你搭的东西，你可以捡起几块再搭，玩的时候和他谈话。

3. 买一些硬纸板的小儿书。每天给他读，开始让他翻页，让他指出书上的物体。

4. 当孩子9个月左右能咀嚼下咽时，给他一些小块的食品让他自己拿起来吃。

5. 给他洗澡的时候，盆里放个塑料杯子，这样他可以把杯子装满水，再倒出来。

6. 吹泡泡给他看，让他试着抓住。

7. 给他一块海绵让他挤压。

1岁以后

一、大肌肉

这是令人激动的时间！孩子开始走路。他最初有点摇摆，他会伸出一只或两只胳膊保持平衡。他不管什么时间都迫不及待地想走。他能不扶什么东西自己站起来。他能蹲下来捡起东西，然后站起来。12个月左右，他能上下跳，并能扶着栏杆上楼梯。他喜欢拉或推玩具。他喜欢把物体放进一只容器内。给他一套玩具工具箱或一套玩具餐具，他会很高兴地把工具或餐具从盒子里拿出来放进去。

帮助婴儿进行大肌肉锻炼

1. 给他大量时间练习他的新技能。刚开始学习走路时，让他在平地上走，进行了足够的练习后，让他在院子里走。当他摔倒时，他会感到吃惊，但是他将很快学习如何在有小坑洼的地上走。

2. 他想要爬楼梯，他爬的时候，大人应站在他身边。

3. 和他一起玩“抓到你了”。

4. 带他走路，让他拉着拖拉玩具，如小鸭子或小汽车。

5. 如果你带他出门，让他去拿大衣或鞋子。

6. 如果想要走到与你不同的方向时，他会走得更快。他将试着在你附近自己走。

7. 和他玩简单的追逐游戏，比如吹泡泡然后去追。

二、小肌肉

孩子会搭积木，会在纸上乱画。在以后的一年里，他将能画圆圈和垂直的线。他也能用手指而不是用拳头拿蜡笔画画。在12个月左右，他将形成利手（更善于用右手或左手）。他开始用他的手指指向物体。

帮助婴儿进行小肌肉锻炼

1. 用小沙包朝一个目标扔。

2. 让他帮助你叠衣服。

3. 玩“眼睛、鼻子、嘴”的游戏，你说哪儿让他指哪儿。

4. 和他一起看书，让他拿着书并翻页。

5. 让他按玩具电话或活动玩具上的键。

6. 往小桶里装沙子。

7. 买些适合于这个年龄的玩具，例如小汽车。

图书在版编目（CIP）数据

婴幼儿抚触和被动操 / 刘东春等著．—济南：山东教育出版社，2015（2024.3 重印）
（阳光大姐金牌育儿系列 / 卓长立，姚建主编）
ISBN 978-7-5328-9139-9

Ⅰ．①婴… Ⅱ．①刘… Ⅲ．①婴幼儿—按摩
Ⅳ．① R174

中国版本图书馆 CIP 数据核字（2015）第 235011 号

YANGGUANG DAJIE JINPAI YU'ER XILIE
YINGYOU'ER FUCHU HE BEIDONG CAO

阳光大姐金牌育儿系列　　卓长立　姚　建　主编
婴幼儿抚触和被动操　　刘东春　等著

主管单位：山东出版传媒股份有限公司
出版发行：山东教育出版社
地址：济南市市中区二环南路 2066 号 4 区 1 号　邮编：250003
电话：（0531）82092660　网址：www.sjs.com.cn
印　　刷：山东黄氏印务有限公司
版　　次：2016 年 5 月第 1 版
印　　次：2024 年 3 月第 3 次印刷
开　　本：710 毫米 × 1000 毫米　1/16
印　　张：7
字　　数：79 千
定　　价：22.00 元

（如印装质量有问题，请与印刷厂联系调换）印厂电话：0531-55575077